驚人の1天4餐 雞肉減肥法

餐餐正常吃，2週瘦8公斤，不節食、不忌口，不必挨餓也會瘦！

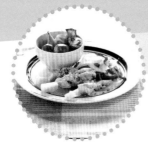
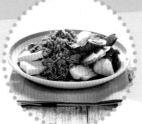
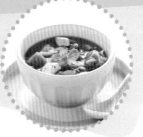

金漢洙◎著

林侑毅◎譯

主餐換成雞胸肉，輕鬆減去14公斤

　　「雞肉減肥法」是一種營養均衡的飲食計劃，能自然改善飲食習慣，並親身感受到：「原來，這才是正確的減肥法啊！」也可以說，這是幫助減肥者掌握概念，並自行選擇、決定正確減肥方式的首要步驟。

　　從健身中心到經營「Body Bob's」，我從事健康與減肥相關事業將近10年，曾與許多人一起挑戰減肥。然而，我經常看見人們因為錯誤的減肥知識，損害健康，甚至一年365天，都逃不了減肥的夢魘。

　　在節目〈Diet War〉與〈Starking—Diet King〉中的挑戰者，幾乎都曾為「肥胖」所苦。不論是糖尿病、高血壓、關節炎、多囊性卵巢症候群、庫興氏症候群等，每一位挑戰者多少有這類疾病。對他們而言，減肥不單是為了追求姣好的外表，也是重新找回健康所必須跨越的慘痛關卡，因此別具意義。

　　總之，提供有效的減肥餐，並且幫助他們養成正確的

飲食習慣，不僅是我的責任，也是我的使命。雖然，多數挑戰者都有「過度肥胖」的問題，又愛吃即食食品、重口味的刺激性食物、高脂肪及高卡路里的美食，讓人對於他們能否在短期內適應高蛋白的「雞肉減肥餐」感到憂心。

用清爽可口的「雞肉」，代替「米飯」和油膩食物

即使是健康的減肥餐，也不見得適用於每個人。重點不在於減下來的體重有多少，而是每位挑戰者的嘴巴、身體以及內心是否都能接受，並在事後繼續保持健康。幸好所有挑戰者的減肥意志都很強烈，再加上與觀眾之間的約束力，才能順利渡過每一個艱苦的時刻。對於習慣吃下大量碳水化合物與油膩食物的挑戰者而言，「雞肉減肥法」可說是極為困難的飲食療法。其實，在挑戰初期，有些挑戰者曾經強烈抗拒新的減肥餐，甚至出現嘔吐的現象，挑戰的困難由此可見。

但是，隨著時間過去，挑戰者開始適應新的減肥餐。一個月後，有人開始覺得低鹽飲食與正常飲食沒有太大的差別，甚至認為減肥餐美味可口，即使在可以正常吃的日子裡，也想繼續吃減肥餐，態度出現180度的大轉變。

看見挑戰者從「接受」，到「愛上」減肥餐，真的很

高興。當為期 3 個月的挑戰大獲成功後，挑戰者紛紛向我表示，他們已經知道該吃什麼、該如何吃，大幅改善飲食習慣。挑戰者認為減肥餐的幫助很大，並坦誠自己一開始「以為減肥餐只是配菜」。閒談中，他們無法掩飾喜悅的模樣，才是最令人感動、也最有價值的事情。

其實，我比任何人都還要了解挑戰者心中的痛苦，因為我也是從「雞肉減肥法」才開始改變的。原本擁有典型大叔身材的我，在籌劃「雞肉減肥餐」事業的同時，以為雞胸肉只是雞肉的一部分，而沙拉不過是搭配雞肉一起吃的食物，抱持這種想法的我，展開與蔬菜之間的戰爭。

只吃雞胸肉，
8週成功瘦身14公斤

在8週內，我用高蛋白的低鹽飲食徹底改變口味，同時，也在教練的指導下從事運動，最後，成功減重14公斤，2個月後以全然不同的面貌重生。曾經有許久不見的朋友認不出我，直接從我身旁走過的經驗。

減肥之前，我是個受慢性疲勞與頭痛之苦的人，每天躲在車內，逃避人們的眼光，日以繼夜地工作，反覆過著乏味無力的生活。但是，進行「雞肉減肥法」後，別說是頭痛，就算是一整天忙碌工作，依然精力充沛。不僅體脂肪下降，肌力也增加不少，開始過更健康的生活。我親

身體會到一件事，「減肥」不只改變體重的數字與外貌，生活的改變與生命的變化更是無比珍貴，如果沒有親身體驗，絕對無法了解。

　　身為減肥成功的一份子，更能站在客人的立場設計減肥餐，尤其是提供讓大家改善「飲食習慣」的餐點，更是我最重要的原則。因此，時至今日，我依然充滿信心地大力推薦「雞肉減肥法」。只要按部就班地執行，身體就會明顯感受到不同。

　　從今天開始，養成在固定時間內，享用營養均衡的低鹽料理吧！當你的身體感受到自己的口味正在改變時，「減肥」就只會成功，不會失敗！

作者　金漢洙

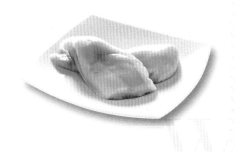

如何**使用本書**？

　　本書是以「雞肉減肥餐」為重點的減肥計劃。此計劃的設計，包含吃減肥餐與運動、改變飲食習慣等，精確記錄4週內的生理及心理變化，任何人都能輕鬆實踐，成功瘦身。

　　閱讀本書的過程中，你的身體與想法會逐漸改變，經過1個月之後，一定會遇見全然不同的自己。減肥的過程中，只要常翻閱第1、2章的內容，便能增強自己對於「雞肉減肥法」的理解，讓減肥的意志更堅定。

真實案例　見證前輩們的「成功案例」，隨時為自己打氣

P.16

　　「雞肉減肥法」是〈Starking〉、〈Diet War〉等節目的挑戰者親身體驗過的減肥方式。短短3個月內，達到令人驚訝的「暴瘦成果」，在減肥戰爭中大獲全勝。看著這些挑戰者的真實經驗，不但能激發減肥的鬥志，更能堅定「想瘦」的決心。

PART　1　了解自己的身體，建立正確的「減肥觀念」

P.30

　　本章將告訴你如何解讀自己的身體，找到適合的減肥方式。為什麼要堅持高蛋白、低鹽飲食？為什麼至少需要4週的時間？了解這些問題的原因，是建立減肥觀念極為重要的過程。請確實了解該如何執行減肥計劃、為何要按部就班地執行之後，再進入下一個階段吧！

Contents _____

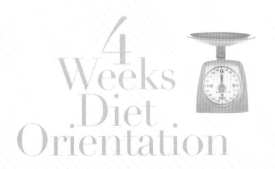

4
Weeks
Diet
Orientation

PART 1

大口吃肉也能瘦？
神奇的「1天4餐雞肉減肥法」！

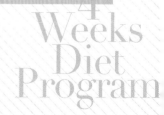

4
Weeks
Diet
Program

PART 2

4週減重計畫start！
1天4餐 x 24招燃脂瘦肚操，絕不復胖！

PART 3

一天吃4餐，照樣瘦！
52道神奇雞肉減肥餐，大口吃也不會胖！

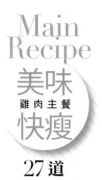

Main
Recipe
美味
雞肉主餐
快瘦
27道

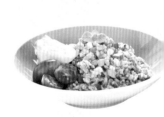

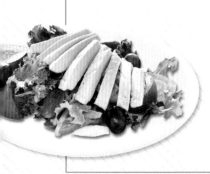

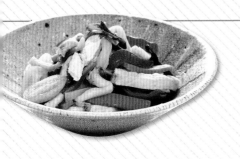

Side
Recipe
健康
雞肉輕食
飽足

16道

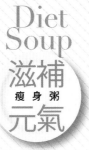

Diet
Soup
滋補
瘦身粥
元氣

9道

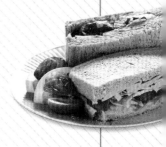

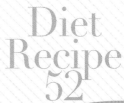

Diet
Recipe
52

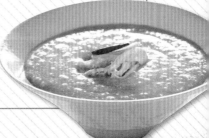

Winners of Diet War

350卡的雞肉餐，
讓我們健康瘦下來！

減肥就像一場戰爭，辛苦又無趣，獲勝的機率也不大。但是，減肥時，千萬不能輕易放棄。因為，在肥胖的狀態下，絕對無法擁有亮麗的外型與健康。透過〈Star king〉、〈Diet War〉等電視節目，讓我們見證這些令人驚訝的「暴瘦成果」，在減肥戰爭中大獲全勝的挑戰者吧！減肥成功後，他們也都成為「雞肉減肥法」的忠實擁護者。

甩掉一身肥油，**成為自信女人！**

3個月減去
27.3kg

Diet War　第五季——朴孝璘

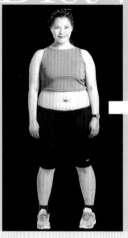
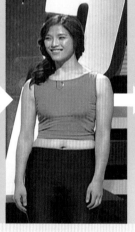
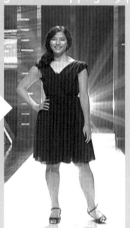

101.8 kg
▼
74.5 kg

　　我平常就很喜歡吃蔬菜，因此看到〈Diet War〉第四季時，很好奇「為什麼挑戰者吃不下那樣的食物？」但是，我親身體驗過後，發現這與我想像中的減肥餐完全不同。其實，最痛苦的地方，就在於低鹽飲食。原來，不知不覺中，我的口味已經習慣又甜又鹹的食物了。

　　雖然我以前也喜歡吃蔬菜，不過雞肉減肥餐就另當別論了，總是讓人忍不住產生：「啊！原來這種東西也有人吃啊！」的想法。因為我在減肥的過程中，也曾有吃到一半就嘔吐的經驗，尤其是像菊苣這種帶有苦味的蔬菜，我特別難適應。儘管如此，一餐、兩餐、慢慢熟悉之後，

也就逐漸適應新的食物。大約經過7天後，我才開始產生「期待享用雞肉減肥餐」的感覺。

方便、營養的雞肉，讓減肥不再是惡夢

如果一個人減肥，又想均衡攝取食物的營養，實在不是一件容易的差事。**但是「雞肉減肥法」的最大好處，就是能夠簡單而均衡攝取碳水化合物、蛋白質、脂肪等三大營養素。**此外，多樣化的減肥餐也是一大優點，在〈Diet War〉第五季中，以1天4餐為基準，餐點中包含蒸蛋、雞肉排、海藻沙拉等料理，在沒胃口時，提供很大的幫助。此外，專門為早餐設計的各類粥品也相當豐富，讓身處減肥時期的我，完全不會對吃東西感到厭煩。

在這樣的過程中，不知不覺地瘦下來，是我覺得最棒的地方。美味的南瓜與地瓜，不但有飽足感、還能瘦身，真令人難以置信。即使在宿舍內，大家也為了搶奪南瓜和地瓜，悄悄展開一場戰爭呢！

「雞肉減肥法」結束後，我站在鏡子前面，看到的竟然是一個完全不同的自己，真的不知道該如何形容當時的感受。現在，即使沒有人監督，我還是繼續吃減肥餐。**因為我的口味已經習慣低鹽飲食，其他的食物對我來說，都太過於刺激，簡直難以下嚥。**現在的我不但成功瘦下來，也重新找回健康，像個真正的女人！

用對方法，**減肥再也不用斤斤計較**

3個月減去
27kg

Diet War 第五季——張善英

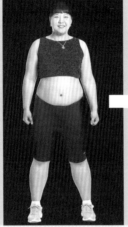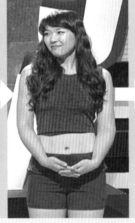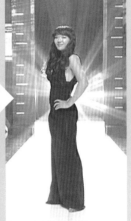

98.9 kg
▼
68.9 kg

　　自從〈Diet War〉第五季的節目開始後，我唯一的樂趣就是吃雞肉減肥餐。當辛苦的運動與忙碌的活動結束後，自然而然就會產生想吃美食的欲望與飢餓感。雞肉減肥餐不僅滿足我對食物的渴望，也幫助我繼續面對艱苦的減肥時光。

　　一開始，我很擔心減肥餐的內容，我總是把「減肥餐」和斤斤計較卡路里、單調無味的料理聯想在一起。尤其聽到「雞肉減肥法」時，第一個念頭就是「肯定無聊透了」，因為我曾經嘗試過這種減肥法，最後還是宣告放棄。

當我接觸雞肉減肥法後，就徹底改變這種想法。高蛋白、低鹽飲食，這些名詞聽起來不太吸引人，但是，用各種方式烹調出的繽紛料理，吸引了我的目光。**親自嘗試過後，我立刻在心中吶喊：「真好吃啊！」低鹽飲食比想像中還要容易適應。**雖然，一開始會覺得：「這些食物太清淡了！」習慣之後，其實與一般的飲食沒有太大的差別。

原本以為難吃的雞肉，居然超美味

豐富多樣的雞肉料理，為單調的減肥餐注入活力；各式各樣的粥與湯品、雞肉生菜沙拉、涮牛肉、雞肉蘿蔔捲、海藻沙拉、雞肉漢堡、雞肉排等，宛如美食饗宴般琳瑯滿目，讓減肥變得更有趣。

說到雞肉減肥法，一般人會先擔心：「怎麼可能天天都吃雞肉？」然而，深入了解之後，才發現事實並非如此。**除了雞肉之外，減肥餐中也有許多富含蛋白質的食物，豐富味蕾。**

在減肥期間嘗試新的口味，徹底改變我原本的飲食習慣。減肥成功後，就算體重已經減少了27公斤，我仍然堅持每天吃雞肉減肥餐，「雞肉減肥法」是我想用一輩子來奉行的健康飲食習慣。

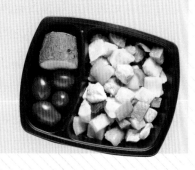

1天吃4餐，**照樣瘦下30公斤**

3個月減去
37.3kg

Diet War 第五季——金慶泰

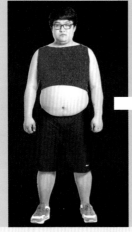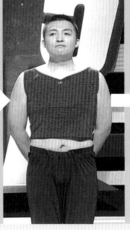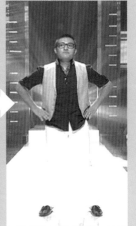

123.2 kg
▼
85.9 kg

　　剛參加〈Diet War〉第五季時，聽到1天吃4餐的計劃，覺得很意外。「減肥」明明應該減少食量，沒想到該減肥計劃是以「1天4餐」為原則，真令人難以置信。但是，這一切都是有原因的。「1天4餐」與雞肉減肥法的成功關鍵，就在於「低鹽飲食」。對於平常喜歡吃火鍋等重口味料理，或又辣又鹹下酒菜的我，要適應低鹽飲食，確實不是一件容易的事。再加上這些食物不含任何化學添加物或調味料，味道平淡到令人難以下嚥。第一次嘗試的人，想必會十分煎熬，我自己光是適應減肥餐，就足足花上一個禮拜的時間。

　　但是，親身體驗低鹽飲食後，我的身體開始出現明顯的改變。我最

先感受到的變化，就是體內累積的水分逐漸排出來。尤其是運動後，排汗量多到連我自己也嚇一跳。**以前，我的腿部嚴重浮腫，但是，持續進行低鹽飲食一段時間後，血管浮腫的情況幾乎完全消失。**

至於每天規律地進食4次，更讓我完全沒有「飢餓」的感覺。因為沒有飢餓感，自然就不會被零食、餅乾、或睡前想吃東西的欲望誘惑。**2個月的減肥過程中，我從未因為肚子餓而難以入眠，可以說是非常輕鬆的減肥方法。**

切記！減肥要從改變「飲食習慣」開始

習慣低鹽飲食後，我的舌頭會自然而然的抗拒刺激性食物；不管吃進任何食物，我感受到的不再是調味料的味道，而是食物天然的滋味。當我重新認識白米飯、肉的原始風味時，也扭轉了我對食物的看法。

想要規劃健康的生活，還有什麼事情比「飲食習慣」更重要？這次的減肥，使我對飲食的想法完全改觀，光是這一點，就足以令我感激不盡。希望各位讀者，別再執著於追求食物的滋味，就從現在起，立刻開始低鹽飲食吧！雖然味道比較清淡、辣度不夠，但是，這才是我們的身體最渴望的食物。

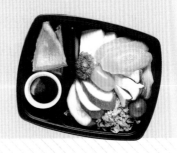

大口吃肉，**不餓肚子也能瘦**

3個月減去
42.5kg

Diet War 第五季——金咨允

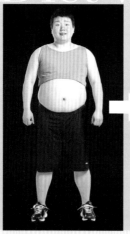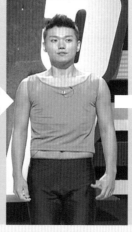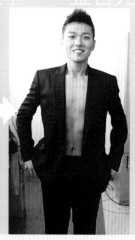

113.8 kg
▼
71.3 kg

　　曾經身為全國30％肥胖人口的其中一員，而且還是重度肥胖者之一的我，終於擺脫這個不光彩的頭銜了！短短3個月內，我就成功減重42公斤。平時，我對於又辣又鹹的刺激性食物，一概來者不拒，全部吃進肚子裡，因此，長久以來，我跟「減肥」一直是活在兩個不同的世界裡。即使食物的分量相當重要，但是我更重視食物的味道，就算要跑遍全國，尋找最美味的餐廳，我也在所不辭。

　　結果，我的身體自然而然地逐漸發胖，最後竟然變成完全不同的面貌。身體變胖後，壓力也跟著增加，活動力下降，雖然也曾經努力瘦

身，卻面臨不小的挫折，於是體重又再度增加，不斷地惡性循環。

　　當時，我最迫切需要的，就是調整飲食。因此，在減肥期間，比起運動，我更注意調整飲食習慣。沒想到雞肉減肥餐竟然出乎意料地適合我，尤其是新鮮的蔬菜與琳瑯滿目的料理、食材的口感，全都保留了最天然的原味，是最吸引我的地方。與其說它是減肥餐，不如說是健康的低鹽餐。

一味餓肚子，絕對瘦不下來

　　其實，深入了解後，才知道「雞肉減肥法」不但能滿足減重者的需求，更考量到卡路里、營養、新鮮度與低鹽的四大原則。總而言之，完整保留食材的原味，是我最重視的一點，因此，我非常喜歡雞肉減肥餐。另外一個優點是「1天4餐」，讓人不會產生飢餓感。過去，容易暴飲暴食的我，如果突然被要求減少食量，減肥也多會以失敗收場。

　　在減肥的過程中，我學到一件事：不是「餓肚子」才能瘦。唯有了解身體接受食物、吸收養分的過程，才能真正的瘦下來。聽到「雞肉減肥法」即將出版成書，我真的很期待，真心期盼各位讀者都能像我一樣，瘦身成功！

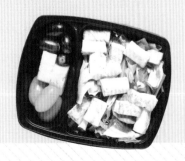

不用節食，**史上最輕鬆的瘦身法**

3個月減去 43kg

DietWar 第四季——崔俊熙

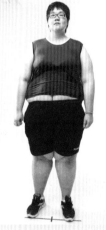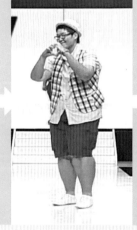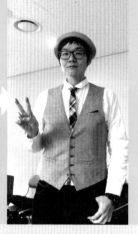

172 kg
▼
129 kg
（目前92 kg）

　　自從挑戰〈Diet War〉第四季後，我的人生有了180度的大轉變。因為我從172公斤的「巨型身軀」，搖身一變成為92公斤的「猛男」，開始了新的人生。雖然我在減肥期間，足足瘦下43公斤，已經令身旁的親友大吃一驚；不過，我之後仍然持之以恆地減肥，又再瘦了37公斤。真的非常驚人吧？

　　其實，我接觸雞肉減肥餐時，並沒有遇到什麼困難，因為我原本就是一個不挑食的人。只不過，減肥餐的食材大多很單調，不外乎地瓜、馬鈴薯等碳水化合物，富含蛋白質的雞胸肉與牛腰內肉，以及小番茄、

新鮮蔬菜、當季水果等。但是，由於每餐都以不同的方式烹調出變化多端的料理，不會讓人覺得厭煩。

「減肥一定要餓肚子」、「雞肉減肥法就是天天都吃雞肉」，**這些都是錯誤觀念。因為，「雞肉減肥法」根本不必挨餓，一點也不單調乏味。**

改變吃外食的習慣，就能享受「雞肉」帶來的成果

持續進行「雞肉減肥法」後，最讓我覺得驚訝的是，減肥也可以「吃很多」。同時，我也學到各種有益於健康的料理方法，品嚐到食物的天然原味、香氣，即使飽餐一頓，也不必擔心消化不良，這些都是我最喜愛的優點。以前，我一直有消化不良的毛病，在每次飯後都必須受盡折磨。現在，別說是即食食品，就連刺激性的外食，我也幾乎不吃，我的口味已經完全改變了！

減肥的時候，我的食物與運動間比例為7：3，我個人非常看重「飲食」，如果不能徹底執行減肥餐，就絕對無法成功。我已經減肥1年多了，從我減掉超過80公斤的經驗來看，沒有什麼事情，比按部就班地吃減肥餐來得重要。

千萬不可以跳過任何一餐，就算是午餐，也請務必自己準備便當。若能確實攝取有益身體的蔬菜與當季水果，就可以享受快樂的「雞肉減肥法」，成功對抗頑強的肥肉。

從未挨餓，**還意外改善便秘**

3個月減去
23kg

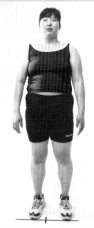

Diet War 第四季——鄭星子

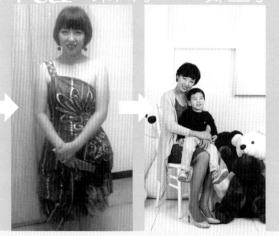

85 kg
▼
62 kg

　　一言以蔽之，「雞肉減肥餐」就是「真正的減肥餐」。一般人說到減肥餐，不是執著於單一食物，就是大量減少食物的攝取量。但是我在〈Diet War〉第四季親身體驗的雞肉減肥法，不但能均衡供給身體所需的各種營養素，還能同時兼具減肥效果。

　　也許是因為我從小就喜歡運動，所以是個不折不扣的肉食主義者。吃壽司的時候，甚至會先把包在壽司裡的紅蘿蔔挑掉後再吃。當我開始接觸雞肉減肥餐後，才真正品嚐到蔬菜原有的新鮮與清爽滋味。

　　此外，雖然我是個食量驚人的大胃王，但是，當我按照雞肉減肥

餐攝取食物時，也許是營養搭配得宜，不但感受到飽足感，消化也很順暢。減肥時，如果突然降低食量，常會有便祕的問題，**不過，自從我開始吃雞肉減肥餐，因為包含了新鮮蔬菜與地瓜，減肥期間，我一點也不擔心會便祕。**

好吃的雞肉，是減肥時的最佳幫手

雖然這完全是我個人的想法，不過，我認為肥胖的人，多半是懶惰的人。不只是活動身體有困難，尤其是需要自己動手準備料理時，更會覺得莫名的煩躁。**但是，雞肉減肥餐沒有複雜的烹飪程序，也幾乎不必燉煮或翻炒，調味方式也相當簡單。**

我參加〈Diet War〉第四季節目的期間，每一餐都有專人負責準備減肥便當，當節目拍攝結束後，我依然以減肥期間食用的料理為基礎，在家裡輕鬆調理食材來吃。結果，我比想像中還快就適應了，烹煮雞肉料理也比想像中容易上手。別再猶豫了，快來挑戰「雞肉減肥法」吧！希望各位讀者看過我瘦下來的樣子後，都能拿出挑戰的勇氣。

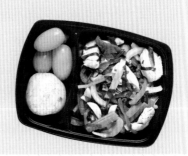

只要有心，**40歲也能瘦身成功**

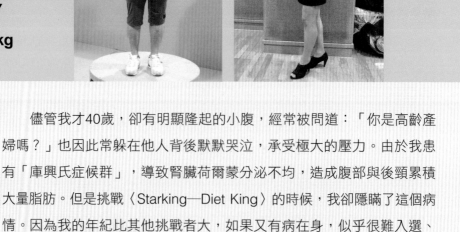

3個月減去
32kg

Star king 第二季——李美蘭

90 kg
▼
58 kg

　　儘管我才40歲，卻有明顯隆起的小腹，經常被問道：「你是高齡產婦嗎？」也因此常躲在他人背後默默哭泣，承受極大的壓力。由於我患有「庫興氏症候群」，導致腎臟荷爾蒙分泌不均，造成腹部與後頸累積大量脂肪。但是挑戰〈Starking—Diet King〉的時候，我卻隱瞞了這個病情。因為我的年紀比其他挑戰者大，如果又有病在身，似乎很難入選、取得資格。

　　當時，我身體的狀況非常差，因為內臟外累積了大量脂肪，導致幾乎看不見體內器官，醫生也告訴我，若要動手術治療，風險極高。由此

看來，我不但不能驟然減肥，減肥的速度也會比健康的人還要慢。

但是，事不宜遲，我已經下定決心開始減肥了。減肥期間，我比任何人還要努力運動並徹底吃減肥餐。其實，對於過去習慣韓式料理的我來說，不太容易適應低鹽飲食。不論是攝取蔬菜，或是吃沒有湯或火鍋的減肥餐，都是相當辛苦的事情。

只要「吃得健康」，誰都能瘦下來

但是，我心中抱持著堅定的想法：「一定要吃這些東西才可以，這樣吃一定可以找回健康。」因為擁有這樣的信念，即使在飲食上吃盡苦頭，我依然咬緊牙關、努力適應。經過一段時間後，原以為絕對不可能改變的口味，竟然開始出現變化，宛如夢境一般。曾經那麼喜歡吃鮮紅而濃郁的調味食物，現在只要進入胃中，就會感到一陣噁心，甚至因此嘔吐。由此可見，我過去的飲食習慣有多麼糟糕。

藉由這次減肥，我終於體會到，「健康的飲食生活」就能消除肥胖，只要做到這點，大多數的疾病都能自然康復。像我這樣40多歲的歐巴桑都能減肥成功，各位肯定會有更好的表現！

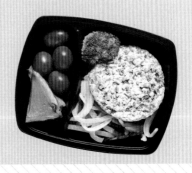

4 Weeks Diet Orientation

PART 1

大口吃肉也能瘦？
神奇的「1天4餐雞肉減肥法」！

簡而言之，「雞肉減肥法」就是以高蛋白、低鹽飲食為主，能拯救曾經習慣刺激性食物的身體。其實，仔細檢閱我們過去所吃的食物，會發現大多含有大量的碳水化合物與脂肪、鹽分。從現在開始，餐桌上不應該再擺著只能滿足口腹之慾的食物，要用身體所需的健康飲食代替，才是正確的減肥概念。

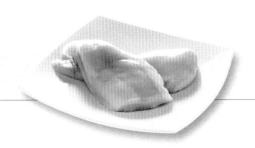

為什麼吃「雞肉」就能瘦？

如果想追求快速的減重，固然可以採取不吃或少吃的挨餓減肥法。但是，若希望健康的瘦下來又不想復胖，就得改變減肥方式。減肥不是累積經驗就容易成功，即使成功，也並非就此一勞永逸。「雞肉減肥法」正是能一次解決所有問題的聰明減肥法。

許多減肥法為身體帶來壓力，效果卻很短暫且不持久。這種減肥方式不僅造成肌肉量在短時間內快速減少，日後也易出現溜溜球效應（指減肥者因採取過度節食的方法，而導致身體出現快速減重與迅速反彈的變化）。導致人體為了維持體內必需的肌肉量，將迫使體重再度增加。**如果想要減得健康、輕鬆無負擔，就不應該再執著於「體重的多寡」，而是要將重點放在「維持肌肉量」與「減少體脂肪」，及提升基礎代謝量。**

將餐桌上的食物改為「高蛋白」及「低鹽」料理

多數肥胖者餐桌上的食物，多屬於碳水化合物，配菜也大多又鹹又辣，再配上又甜又油的零食點心。這類食物刺激食慾，使人胃口大開，身體不知不覺就累積了過量的卡路里。這樣的飲食習慣終將造成肥胖，引發高血壓、糖尿病、高脂血症等各式疾病。

不論是為了減重，亦或是維持健康，最重要且迫切需要的，**是將餐桌上的食物改變為高蛋白與低鹽飲食**。其實，這種有概念的減肥方式，並非從其他人身上學來的，而是必須親身嘗試雞肉減肥法後，才會恍然大悟，「原來，這才是減肥啊！」就此建立正確的減肥概念。

打破減肥就要「少吃」的觀念，每天都能吃很飽

為了擺脫空腹感與吃零食的渴望，請別再執著於「吃了多少食物」，每天都該從食物中攝取完整的營養素。**「雞胸肉」幾乎不含脂肪，同時完整具備我們體內不可或缺的「必需胺基酸」及「蛋白質精華」**。它能減緩消化吸收的速度，並維持長時間的飽足感。

不過，雞胸肉缺乏纖維質與微量元素，**請務必搭配新鮮的蔬菜食用，並補充維他命與礦物質、膳食纖維等**。「生菜沙拉」是雞肉減肥法的關鍵，可以吃到飽，有助於降低對「減肥食物」的恐懼。另外，「膳食纖維」也不可少，它能保護腸道的健康，排出體內廢物。

並非只能吃雞肉，牛肉、雞蛋也不可少

「雞肉減肥法」並非只吃雞肉，如果厭倦了雞肉，同樣可以透過雞蛋、大豆、豆腐或牛肉等食物補充蛋白質。重點在於「均衡攝取營養素」，並減少碳水化合物的食用量，增加蛋白質的攝取。**若任意變更減肥餐的內容，將破壞營養素的攝取量**，因此，盡可能遵照基本要求，才是最理想的減肥方法。

只要4週，身體就能瘦下來

對減肥的人來說，「時間」具有非常重要的意義，因為減肥前得先設定目標，即「花多少時間能減掉原本體重的1/10！」才能讓人擁有減肥的意志。如果過度貪求減肥，倒不如不減比較好。因此，本書提出的「4週」減肥時間，正是身體自行產生面對及調整減肥所需的最基本時間。

所謂正確的減肥時間，是指「符合自己身體情況的時間」。有些人需要長期的計畫，有些人則在短時間內就必須看見效果。為了不造成身體的負擔，同時打造出不發胖的體質，就必須調整食用量與增加運動量，逐步改善生活習慣才行。

最好的情況是花上2～3年的時間進行長期減肥，**但是不管是誰、使用哪一種減肥法，在最初的1個月內，都需要花時間讓身體自行具備「我在減肥」概念。**

假日過後的「體重增加」很正常，不必擔心

一般來說，**體重在平日減少得較快，週日回到正常飲食後，體內又將再度累積水分，導致體重增加約1～2公斤。**這時不必因為體重增加而焦慮，只要執行原定的減肥計畫，就能夠開始減少體重。

減重時期的體重變化表

週次	性別	一	二	三	四	五	六	日	最終結果	比較
第一週	男性	-0.1～0.3kg		-0.1～0.3kg	-0.1～0.5kg	-0.1～0.3kg	+0～1kg		-0.5～2.5kg	此為適應期的狀態，是減去體重量的第二高時期。
	女性	-0～0.2kg		-0.1～0.3kg	-0.1～0.3kg	-0.1～0.3kg	+0～1kg		-0.3～1.5kg	
第二週	男性	-0.2～0.4kg	-0.2～0.8g	-0.2～0.8kg	-0.2～0.8kg	-0.2～0.8kg	+300～500g		-2～4kg	透過低鹽飲食大量排出水分的狀態，是減去最多體重的時期。
	女性	-0～0.3kg	-0.2～0.8kg	-0.2～0.8kg	-0.2～0.8kg	-0.2～0.8kg	+300～500g		-1～3kg	
第三週	男性	-0～0.3kg	-0.1～0.5kg	-0.1～0.5kg	-0.1～0.5kg	-0.1～0.5kg	+0.2～0.5kg		-0.5～2kg	減重量雖然同第一週，不過體脂肪的消耗卻比他週旺盛，最能感受到身體的變化。
	女性	-0～0.2kg	-0.1～0.5kg	-0.1～0.5kg	-0.1～0.5kg	-0.1～0.5kg	+0.2～0.5kg		-0.3～1.5kg	
第四週	男性	-0～0.2kg	-0.2～0.5kg	-0.2～0.5kg	-0.2～0.5kg	-0.2～0.5kg	+0.1～0.5kg		-0.3～2kg	體重雖然減少不多，體脂肪卻大量減少，肌力增加，身體線條逐漸明顯，是最能從外型上感受到身體變化的時期。
	女性	-0～0.2kg	-0.2～0.5kg	-0.2～0.5kg	-0.2～0.5kg	-0.2～0.5kg	+0.1～0.5kg		-0.1～1kg	

註：男性以身高175cm，體重80kg；女性以身高160cm，體重60kg為基準。

持之以恆，便能輕鬆渡過「停滯期」

減肥時，體重在減重期與停滯期間不斷反覆來回。也就是說，**如果攝取的能量比身體必需的能量更少，體重便能逐漸減少，但是到了一定的階段，就會進入停滯期。**此時，一旦回到正常飲食，體重甚至會出現增加的趨勢，直到跨越這個階段，體重才會再度降低。即使持之以恆地減肥，仍會出現減重與停滯的循環現象。

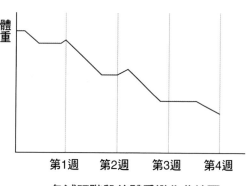

各減肥階段的體重變化曲線圖

不需過度節食，
「1天4餐」照樣變瘦

市面上的減肥法多如牛毛，但是，多半不是太複雜，就是太過理想化，或是因營養不均而影響健康，難以實行。想要瘦得健康快樂，又要看見實際效果，就必須專注於「改善飲食習慣」。

　　「減肥」之所以會失敗，**不外乎是因為沒有考量到飲食習慣的改善、營養的均衡，及實施的可能性。**現在起，我們即將進入的「雞肉減肥法」，希望在這幾點上為讀者建立明確的概念。觀念的不同會造成方法的差異，而方法的差異則決定減肥的成敗。

口味改變後，不加醬也會覺得食物好吃

　　即使在減肥期間以低卡飲食克制食慾，成功達到減重的效果，但是，如果沒有根本地改變飲食習慣，勢必會出現溜溜球效應。最後，將一輩子在減肥與復胖間來回擺盪，無法脫離這樣的惡性循環。**因此，真正的減肥法，是與「改善飲食習慣」劃上等號的。**

　　「雞肉減肥法」的目標在於改善飲食習慣，第一步就是要遠離糖分及鹽分。甜、辣、鹹等刺激性食物，與油膩酥脆的食物，在放入口中的

那一瞬間，立刻融化人心，使人失去自制力。長期下來，將使大腦記住這類較為刺激的滋味，如此一來，「改善飲食習慣」終將淪為口號！

因此，**熱量再低的沙拉醬，我也不建議於實行雞肉減肥法時食用。**唯有透過蔬菜原有的滋味，使味蕾感受到甜、辣、微苦的味道，才能真正改善飲食習慣。「雞肉減肥法」不僅能夠減輕體重，還能有助於建構飲食的正確概念、了解健康的飲食內容、改善飲食習慣。成功改變後，即使不需他人監督，也會主動調整醬料與調味料的使用量，這代表已經進入「完全改變飲食習慣」的階段。

「雞肉減肥餐」非常爽口，甚至營養又美味

減肥餐並非得堅持低卡、無糖、高蛋白的食物，不過，攝取營養均衡的食物是必要的。為了減少體脂肪與防止肌力衰退，「雞肉減肥餐」減少碳水化合物的攝取量，並增加蛋白質，調整攝取食物的營養比例。不過，不飽和脂肪酸與維他命、礦物質等，都是不可或缺的營養素，**因此，即使在減肥期間，也不能完全禁止「脂肪」的攝取。**

> ★「一般飲食」及「雞肉減肥餐」的營養比較
>
> **一般飲食** → 碳水化合物：蛋白質：脂肪 ＝ 6.5：1.5：2
> **雞肉減肥餐** → 碳水化合物：蛋白質：脂肪 ＝ 4.5：4：1.5

這樣的營養比例，即使減少食物的攝取量，也是一份優質的減肥餐，**有助於身體的消化與吸收、使能量的效率提高到最大值，比正常飲**

食更能製造健康的肌肉，發揮減少體脂肪的效果。 尤其減肥必須配合運動，因此，更需要不會帶給身體負擔，又能健康鍛鍊身體，塑造富有絕佳彈性之完美曲線的聰明減肥餐。

　　本書選擇容易購買與料理的雞胸肉作為蛋白質補充食品，以此設計減肥餐。原則上，每餐攝取100公克的雞胸肉（蛋白質含量23公克），每日至少攝取70～100公克的蛋白質；在碳水化合物方面，則以80公克的地瓜（碳水化合物含量24公克）為基準，每日最少攝取80～120公克的碳水化合物。

每天都吃的不一樣，保有「期待感」就會瘦

　　再怎麼有效的減肥餐，如果每一天、每一餐都必須吃相同的食物，恐怕沒有人能減肥成功吧！為了用飲食達到成功減重的效果，每天的減肥餐必須是由營養均衡且不令人感到厭煩，同時能夠長期維持、有系統規劃的料理所構成。

　　「雞肉減肥法」所提供的每一道料理，不僅具備充足的必需營養素，料理的變化也相當豐富，可將因飲食改變造成的壓力降到最低。 也能夠消除每天吃相同食物所帶來的厭倦感、排斥感及停滯期，享受更快樂的減肥。此外，「1天4餐」的用餐原則，反映了每一位想減肥的人曾經歷的失敗與挫折、心理變化。雖然這不是最理想的，卻是每天都能夠實行，最實際的減肥法。

運動前後、睡前吃「蛋白質」，
不復胖的祕訣

因為覺得「雞肉減肥法」很好，就只吃雞肉，這是錯誤的行為。雖然雞肉是最適合減肥的蛋白質食物，但是唯有適當利用牛肉、雞蛋、大豆、豆腐、鮭魚等其他優質的食物，減肥才能持續，不會因感到無聊而放棄。

「蛋白質」是構成組織（形成肌肉）最重要的營養素，為了獲得人體無法自行合成的必需胺基酸，務必要均衡攝取優良的蛋白質食物。一般來說，**人體每1公斤每天約需1.5公克的蛋白質**，但是未滿20歲的發育期青少年或孕婦、哺乳中的婦女、營養不良者、手術後處於康復期的患者、從事強度較高的運動者等，建議多攝取30%以上的蛋白質。

4小時吃一次蛋白質，比一次吃完有效

攝取蛋白質的時間也相當重要，如果從事強度較高的重量訓練，最好在運動前後30分鐘內攝取蛋白質；夜晚睡前補充蛋白質，也有一定的幫助。因此，若想以蛋白質減肥，「1天4餐」是最理想的實行法，**比起一次攝取大量的蛋白質，間隔4小時的定量攝取，會是較好的方式。**

想減肥，「9種高蛋白食物」要多吃

1 雞胸肉

雞胸肉每100公克就含有23公克的蛋白質，再加上富含必需胺基酸，能提高肝臟功能，又不含碳水化合物與脂肪，堪稱最佳的減肥聖品。此外，**雞胸肉的價格較其他高蛋白食物低廉，料理時不需再加任何添加物，只要稍微氽燙或烘烤便能食用，身體的消化吸收也較快。**

當然，僅就蛋白質的含量來看，比雞胸肉更好的食物多不勝數。但是，這些食物除了蛋白質外，還含有大量的脂肪、碳水化合物，或者必須以其他的調味料掩蓋特殊的蛋白質氣味，甚至因為氣味濃重而令人抗拒，售價昂貴等，綜合這幾項缺點，沒有其他食物比「雞胸肉」更適合用來減肥了。

2 蛋白

蛋白的碳水化合物少，蛋白質含量高，是非常有助於減肥的食物。每顆蛋約含有3.5公克的蛋白質，不方便準備減肥餐的人，也可以此用來補充蛋白質。但是，蛋黃含有碳水化合物與脂肪，有增加血液中膽固醇的風險，因此請少量攝取。

「雞蛋」富含蛋白質與鈣質、維他命、礦物質、抗氧化物質等各種營養素。這些營養素並非集中於蛋白或蛋黃其中一方，而是各自含有不同的營養成分，所以沒有必要停止雞蛋的攝取。**在減肥期間攝取雞蛋時，只要將蛋白與蛋黃的食用比例控制在3：1即可。**

③ 大豆與豆腐

　　「大豆」每100公克含有30.4公克的蛋白質、380卡的熱量。由於富含膳食纖維，能使人產生飽足感，並有助於疾病的預防，是頗受推薦的減肥食品。

　　「豆腐」同樣也是最佳的植物性蛋白質，每100公克含有8.4公克的蛋白質、79卡的熱量。由於富含寡醣，能幫助腸胃蠕動，促進消化吸收。在植物性食物中，豆腐是少見含有必需胺基酸的食物，因此被視為優良的蛋白質供給源。

④ 牛肉

　　牛肉每100公克約含有21公克的蛋白質，為高蛋白食物。尤其是腰內肉（即菲力牛排的部位）的卡路里較其他部位低（每100公克的熱量為154卡），相當適合減肥時食用，唯一的缺點就是「價格不菲」。若是搭配「松茸」一起吃，能有效降低血液中膽固醇的指數。

　　肋脊肉（即沙朗牛排的部位）每100公克雖然含有218卡的熱量，但是脂肪含量少，肉質柔嫩，是頗受好評的減肥食物。肋脊肉能改善貧血，適合搭配萵苣或芝麻葉等蔬菜一起食用。<u>**減肥時，選擇汆燙或烘烤的調理方式，避免使用醬料或調味料，才是最聰明的減肥方法。**</u>

⑤ 鴨肉

　　富含不飽和脂肪酸，每100公克含有18.3公克的蛋白質、134卡的熱量，是減肥時的優質營養供給源。在限制使用鹽巴等調味料的情況下，「鴨肉」是僅次於雞胸肉的最佳選擇。每週吃一次鴨肉換換口味，有助

於體力的補強與養顏美容。**鴨肉要選擇色澤鮮紅且具有彈性的部位，使用烘烤或煲湯的方式調理，調味料則要少加。**

⑥ 鮪魚、鮭魚等魚類

每100公克的鮪魚，足足含有28.3公克的蛋白質。因為卡路里低（每100公克只有132卡），直接食用生魚片，就是想吃高蛋白食物時的好選擇。**食用罐頭食品時，最好選擇低鹽產品，並以熱水汆燙，去除油脂後再吃。直接食用生魚片時，可搭配具有殺菌效果的生薑。**

鮭魚每100公克也含有20.6公克的蛋白質，也是優良的高蛋白減肥食品，但是卡路里較高，要選擇生食、清蒸、烘烤等方式調理。

⑦ 蝦子與鮑魚

蝦子每100公克含有93卡的熱量、18.9公克的蛋白質。蝦肉富含鈣質、牛磺酸等營養素，對高血壓的預防與成長發育有極大幫助。雖然熱量偏高，不過因為還含有甲殼素，具有降低膽固醇的功效。建議挑選外殼堅硬、身體透明有光澤的蝦子，以清蒸或烘烤的方式調理。

鮑魚是低脂肪、低卡路里的食物，蛋白質的含量占12.9%。由於富含無機質與礦物質（鈣質、磷等），有助於母乳的分泌，是非常值得推薦給產後減肥者的食物。

⑧ 魷魚

魷魚每100公克含有18.2公克的蛋白質、87卡的熱量。但是膽固醇含量高，不可攝取過量。購買時，最好挑選肉身乳白色，透明且富有光澤的魷魚，以直接生吃或汆燙的方式調理，盡可能減少使用調味料。

⑨ 牛奶

　　牛奶每100毫升含有3.2公克的蛋白質、60卡的熱量。此外，牛奶富含鈣質，有助於預防骨質疏鬆症，及幫助青少年的成長發育。**與其說攝取牛奶是為了補充蛋白質，不如說是為了提高血液中的鈣濃度，阻斷體內脂肪的囤積。**

　　牛奶能增加胺基酸的攝取量，對素食者而言，是非常重要的食物。低脂牛奶雖然沒有濃醇的滋味，但是富含鈣質、卡路里較低，非常適合用來減肥。

「米飯、麵食」聰明吃，快速解決便秘、三高

「碳水化合物」為主的飲食習慣，容易提高血糖，在體內囤積中性脂肪（即三酸甘油脂）。對於肥胖者而言，攝取方式的正確與否，將左右減肥的成敗。聰明攝取碳水化合物，能使消化功能與排便更加順暢，同時也能更有效率地利用能量，將脂肪的囤積降到最低。因此，減肥餐的設計非常重要。

　　國人以「米飯」為主食，碳水化合物的攝取量普遍超過身體必需攝取量的 2 倍以上。如果身體吸收超過需求量以上的碳水化合物，產生能量後剩餘的卡路里將囤積於體內，形成體脂肪。**因此，將碳水化合物的食用量降低至標準攝取量，是擺脫肥胖最重要的一點。**

　　但是，在日常生活與運動必須同時進行的減肥期間內，如果無條件地限制碳水化合物的攝取，恐將對身體造成危害。從事高強度的運動時，才適合攝取複合碳水化合物（即一般常吃的米飯、麵類等主食），快速製造能量給身體使用，進而燃燒體內囤積的脂肪，才是明智之舉。

「5種碳水化合物」這樣吃，不餓肚子也能瘦

1 大麥與糙米

富含水溶性膳食纖維，能增加飽足感，對糖尿病患者與肥胖者而

言，是相當優良的碳水化合物。因為與正常飲食並沒有太大差別，**可降低減肥餐帶來的壓力，也能夠改善在減肥初期因減少食量，容易產生的便祕問題。**

2 水果

由於水果的糖分較高，常被視為減肥中禁止攝取的食物。但是，水果能降低減肥對身體產生的壓力，也能幫助因運動而筋疲力盡的身體恢復元氣。減肥期間適當攝取水果，有助於維他命的攝取與增加活力，**最好在卡路里消耗最多的早餐或午餐時段食用。**

3 地瓜

絕佳的能量供給源，能幫助在忙碌的生活與運動中，達到加乘作用，是減肥不可或缺的食品之一。一旦減肥時間拉長，體力與心理上難免開始不堪負荷，此時若能善加利用地瓜，就可補充能量。

4 馬鈴薯

能幫助鈉的排出，同時富含維他命B及C，**可提高身體的免疫力，有助於感冒等疾病的預防。**卡路里較低又有飽足感，是減肥時值得推薦的碳水化合物。

5 南瓜

富含纖維質與維他命，不僅能幫助體力恢復，也能有效促進水分的排出，防止便秘或水腫。此外，比起其他碳水化合物，**南瓜的卡路里特別低，最適合在活動量減少、能量偏低的晚餐時間攝取。**

做好準備，
平常心面對減肥的惱人問題

忽然改變飲食習慣，身體可能出現異常反應，但是，這可以視為身體適應新的飲食時，必經的自然過程。事先了解減肥過程中，自己的身體可能出現哪些變化，並且預做準備，將可輕鬆克服大大小小的副作用。

「4種減肥小毛病」，改變飲食就能解決

1 暈眩

　　減肥者大多吃太多碳水化合物，因而產生「碳水化合物中毒」的症狀。即使身體必需的碳水化合物量已經足夠，仍有可能出現攝取不足的感覺，暈眩正由此而生。只要短暫減少碳水化合物與糖分的攝取，身體就會誤判碳水化合物與糖分不足，使人感到暈眩。

　　但是，輕微的暈眩並非是身體異常或營養不足而產生的現象，不必杞人憂天。減肥初期雖然會經歷幾次這種現象，不過，當身體適應到一定程度後，暈眩的感覺自然會消失。**如果情況嚴重，不妨吃一片巧克力，或是暫時休息一會兒，通常不到10分鐘，情況就會好轉。**

2 便祕

　　飲食習慣的劇烈改變，可能會導致便秘，因為腸道也需要適應減肥

的時間。輕微的便秘透過持續的伸展或有氧運動，自然可獲得緩解。但是，最好同時攝取充足的水分，促進腸胃蠕動。**每天盡可能飲用2公升的白開水，並養成帶水壺，隨時飲水的好習慣。**

③ 腹瀉

突然進入高蛋白飲食，可能會產生腹瀉，出現機率約為10%～20%。儘管情況因人而異，不過大約2～3日即可復元，嚴重時，可能持續1個月。正常情況下，在1週內即可適應，**此時，請務必增加水分的攝取，保持身體的狀態。**

④ 抗拒蛋白質的特殊氣味

蛋白質具有特殊的氣味，尤其以鴨肉或鰻魚的氣味特別濃厚。料理時，一般會添加大量調味料掩蓋。雞肉也同樣具有特殊氣味，長時間食用容易感到厭煩。不過正如本書中所提供的食譜，只要以不同的料理方式處理就能解決。此外，**料理前先以洋蔥、水果甚至是牛奶調味**，即使不加任何醬料或調味料，也能夠輕鬆將雞肉變美味。

★ 生理期結束後開始減肥，效果最好

女性在生理期時，不容易減肥，即使貿然開始，減重的效果也不明顯。在生理期中經歷過便祕或暴飲暴食、情緒不穩、失眠等症狀的人，恐怕會加重對減肥的恐懼，這點請特別注意。**一般來說，在生理期結束後便立刻開始減肥，是最有效果的。**但是，在正式進入減肥前，必須先經歷一段適應期，因此，最好在生理期中就提早開始減肥。

有嚴重「經期症候群」的女性朋友，最好在生理期開始後的2～3天開始減肥；症狀輕微者，建議在經期的一開始，便同時進行減肥。

抱持「想瘦」的信念，突破減肥期的6種障礙

一旦開始減肥，各種妨礙減肥的因素便如雨後春筍般地冒出，例如：外食的機會忽然增加、加班的次數變多、運動也變困難等。當身體痠痛，進入減肥的停滯期時，意志力常會變薄弱。但是，千萬別因為小小的失敗，就宣告放棄！

阻礙減肥的「6大敵人」，用恆心突破它

1 無法按時用餐

即使時間無法完全配合，也要盡可能遵照減肥餐的安排。如果太晚吃晚餐，就將睡覺時間往後順延即可。但是，務必堅持一個原則，即「**睡前4小時，不吃任何食物**」。如果沒時間準備減肥餐，購買3、4顆水煮蛋或一盒豆腐來吃也無妨。

2 前一天吃太多

若前一天吃太多，導致身體感到沉重時，今天就必須提早30分鐘起床，透過慢跑或跳繩、跑步機、踩腳踏車等有氧運動，促進卡路里的消耗。盡量飲用比平時更多的水，飲食方面要減少碳水化合物的攝取量，以食用「蛋白質」為主。

3 逼不得已必須外食

無可奈何必須外食時，得特別注意餐點的選擇。不妨參考下列原

則，了解後再吃，就能更聰明地面對外食情況。

米飯：將白飯的量減少1/2，避免再加任何調味醬，或只添加極少量。

麵食：選擇脂肪較少的肉或海鮮湯頭，並加入大量的豆芽菜。

生魚片：使用極少量的醬油或芥末就好，品嚐生魚片或蔬菜的新鮮滋味。另外，禁止搭配重口味的湯。

越南春捲：內餡的肉與水果要適量，並增加蔬菜量，盡可能避免加醬料，或只添加極少量。

西式餐廳：先以生菜沙拉填飽肚子，避免吃沙拉醬或炸雞肉。牛排要選用牛腰內肉、腰脊肉、肋脊肉或牛臀肉的部位。

④ 不喜歡吃生菜

　　唯有感受到蔬菜獨有的甜、辣、清爽、苦澀、微酸等滋味，才能稱得上是「改善飲食習慣」。**再低卡的沙拉醬，也含有一定分量的糖分、鹽分及脂肪，最好避免使用。**如果真的難以下嚥，不妨以少量的橄欖油或香草、紅醋、義大利甜酒醋醬代替。

⑤ 忙到沒時間運動

　　規律的運動除了可以消耗卡路里，也能維持減肥的緊張感，發揮重要的功能。如果忙到沒時間運動，也一定要在睡前做腹部運動與伸展。**一旦停止運動，緊張感將立即消失，想減肥的意志力也會喪失。**

⑥ 因停滯期導致體重沒有改變

　　如果因體重沒變化而意志動搖，那你就輸了！只要確實執行減肥餐，就不必對體重計的數字太過操心。總之，堅定減肥的決心，這一週都別再站上體重計，取而代之的是認真吃減肥餐。**只要按部就班地吃減肥餐與運動，早睡早起，作息正常，大約1週就一定能看見改變。**

一次解決！
「3大肥胖」瘦身計畫Start

減肥所需的時間與飲食方式，可能會因個人的肥胖程度不同而有所改變。不論是哪一種類型的肥胖，立刻仔細檢視身體的狀況，建立適合的減肥計畫，才是最重要的。

想要正確掌握自己的身體狀況，得先從計算身體質量指數（BMI）開始。計算BMI時，必須先有精確的身高體重資料，並配合各年齡層的特性，便能獲得更精準的數據。除了BMI之外，還必須進一步掌握體脂肪的情形，以便建立正確的減肥計畫。不少人以為自己離肥胖還有一段距離，實際上，體脂肪的比例卻偏高，**因此，最好養成長期測量體脂肪的習慣。**

★ 身體質量指數（BMI）的計算方法

BMI = 體重（kg）÷ 身高^2（m^2）

各年齡層的BMI值參考數據表

	體重過輕	正常	過重	肥胖	重度肥胖
20歲	17.9	23	25	30	
30歲	18.5	24	30	30	
40歲	18.5	23	25	30	

3大肥胖類型，這樣減，一定會成功

❶ 重度肥胖 ▶ 334減肥法

　　重度肥胖者，最好以一年3個階段、一個階段3個月、一天4餐的原則進行。從效果或時間層面來看，一整年不間斷地持續進行減肥當然是最好的，但是，一旦把減肥時間拉長，意志必然趨於薄弱，也可能在減肥期間發生預期之外的狀況，最後以放棄收場。

　　第一階段的減肥結束後，先經過1～2週的休息期，再開始第二階段的減肥；第二階段的減肥結束後，再休息1～2週，接著開始第三階段的減肥。**依照每個人的意志強烈程度，休息期間最長可達1～2個月。**不過如果就此懈怠，過去的努力可能會煙消雲散，必須多加留意。

　　在休息期間，一定要下定決心，守住過去這段時間內所達到的成果，抱持著「我也做得到」的期望，以及經由旁人的稱讚所建立起的信心，全心專注在肥胖造成的疾病或症狀的好轉、口味與體力的改變上。

　　用餐次數建議是「1天4餐」，這是最能夠擺脫空腹感，將零食點心的攝取量降到最低的有效減肥法。「1天4餐」也能促進新陳代謝，達到加速消耗卡路里的效果。

▶第1階段──打造能夠「瘦身」的身體狀態

　　如果是重度肥胖，在進入減肥之前，必須先進行身體檢查。首先必須檢查疾病與身體的狀態，由於肥胖者罹患糖尿病、高血壓、高血脂症等合併疾病的機率較高，所以這個部分務必確實做好檢查。除此之外，

關節疾病、心臟病、憂鬱症、自閉症等，也必須在檢查後提出對策。這個階段正是將身體改變為「適合減肥」的時期。

　　這段時間必須擺脫即食食品、麵粉類等垃圾食物，以超級食物（Super Food，即能防癌、抗老，讓人活力充沛的好食物，如：番茄、花椰菜等）取代原本餐桌上的食物，**最好養成在固定時間內用餐的習慣**。減肥最忌貪得無厭，先將目標設定在「晚上不吃零食點心」、「每天運動30分鐘」、「爬樓梯」等小小改變上，努力不懈地達到即可。這個時期的減重目標，最好佔全年減重目標的四到五成左右。

▶第2階段──真正進入「減肥」

　　透過第一階段的減肥，在疾病好轉、自信心的恢復、精神上的安定、體力不佳的改善、飲食及生活習慣的改變等方面，達到一定的成果後，接下來就要正式開始減肥了。不僅要維持營養均衡的飲食，還必須減少食物的攝取量，實施更有系統的減肥計畫。運動的強度也必須逐漸增加，掌握更緊張的減肥節奏。這個時期的減重目標，最好佔最終減重目標的三到四成，並且以更堅定的決心挑戰這個數字。

▶第3階段──鍛鍊非常人的「好身材」

　　成功挑戰第二階段的減肥後，應該可以感受到身體煥然一新了。但是，千萬不能沉浸在滿足感中，因而中斷減肥。因為現在的身體正在尋找能回到過去狀態的機會，準備伺機而動。

　　如果想要擺脫溜溜球效應，就必須達到「想把自己的身材展現在他人面前」的程度。唯有鍛鍊出非「常人」的「好身材」，贏得旁人的羨

慕，才能在瘦下來後持續管理身體，並提高基礎代謝量，告別復胖的危機。因此，順利渡過第三階段的減肥後，才稱得上是完全成功。這個時期的減重目標，只要佔最終減重目標的一到兩成即可。

❷ 輕度肥胖 ▶ 133減肥法

許多輕度肥胖者都覺得自己的情況不嚴重，游刃有餘地看待肥胖，認為自己距離「胖子」還有一段距離。但是，在得知被診斷為輕度肥胖後，莫不大受打擊。若因為結果是輕度肥胖，就過度鬆懈心防，像隻無頭蒼蠅般，漫無目的地嘗試各種方式，那就錯了。

因為無法接受自己即將進入「肥胖一族」的事實，急著想在短時間內瘦下來，更是危險的舉動。過度貪心反而會受到錯誤減肥法的煽動，進而破壞身體的健康。千萬不要獨自妄下定論，務必尋求專家的建議，正確了解適合自己的減肥法後，再開始行動。

輕度肥胖必須同時攝取蛋白質與運動，以維持肌肉量。錯誤的減肥餐或缺乏運動，反而會降低基礎代謝量，加速體脂肪的囤積，因此，均衡的營養攝取與運動，都是必須多加留意的重點。

輕度肥胖者的減肥，最好依照一年1次、一次3個月、一天3餐的原則進行。如果是工作忙碌的上班族，即使減肥時間稍微拉長，透過早晚吃減肥餐、午餐正常吃的方法，也能改善錯誤的飲食習慣。

❸ 泡芙型肥胖 ▶ 233減肥法

泡芙型肥胖者由於從外表上看不出「體脂肪過高」的問題，因此容易被忽略，或是認為自己身材苗條健康而疏於管理，可以說是肥胖中最危險的類型。多數泡芙型肥胖者的體重正常，不過體脂肪卻偏高，因此

內臟脂肪較多，體力也明顯不佳。缺乏運動、高熱量飲食、不規律的飲食習慣、錯誤的減肥法以及壓力，都是形成泡芙型肥胖的主要元凶，這種類型的肥胖主要多為久坐的上班族。

對這些人而言，飲食習慣的改善與運動缺一不可。以碳水化合物為主的飲食容易促使血糖升高，使中性脂肪囤積於體內，必須轉變為以未精製的五穀與蔬菜、海藻類為主的低脂肪飲食，並且養成規律用餐的習慣才行。為了增加肌肉量，將運動重點放在肌力運動上，同時攝取充分的優良蛋白質，持之以恆地鍛鍊身體，是非常重要的。**減肥方式最好依照一年2個階段、一個階段3個月、一天3餐的原則進行。**

▶第1階段──改變飲食及生活習慣

此階段的重點為「改善飲食及生活的習慣」。帶著找回健康更勝於減肥的想法，**嚴格遵守規律的飲食與每週運動3次的習慣。**這段時間不必在意體重或肌力變化，只要想著自己正朝著健康的生活前進即可。

▶第2階段──確實吃東西及運動

此階段的重點在於「**增加運動時間」為每週5次以上**，以肌力運動為主，提高訓練的強度。只要提高新陳代謝、增加肌肉量，體重便會自行開始減少。

差異決定成敗，
「改變習慣」是瘦身的關鍵

肥胖是一種習慣性的疾病，只要飲食或運動、日常生活的習慣沒有改變，也很難減肥成功。如果下定決心要減肥，就必須嚴格審視自己的身體，仔細回顧平時的飲食、生活、運動習慣，針對不良處一一改善。

　　並非開始減肥後，生活就能改變。「習慣」無法光靠人的意志就能改變，光是適應新的飲食或運動，就會對身體帶來不小的壓力，如果過度勉強自己，以失敗收場的機率必然大幅提高。做完下列的檢測表，考量自己的身體狀態與生活模式後，確認哪些項目是可以立即改善，哪些是無法的。找出錯誤，就能確定自己必須注意的減肥要點。

▶ 檢視【身體】狀態

☐ 身體部位有接受過治療嗎？

☐ 有無疾病或其他受傷的身體部位？

☐ 最近身體的狀況如何？

☐ 體力明顯比別人差嗎？

☐ 站立時，往下能看到自己的腳尖嗎？

☐ 坐下後再站起，有覺得不舒服的地方嗎？

貼心建議

做完上述的選項後，按照身體的狀態，確認自己適合低、中、高哪一種運動強度吧！

高：費時1.5小時，非常吃力的程度。

中：費時1小時，稍微吃力的程度。

低：費時40分鐘，狀況良好，運動強度稍嫌不足的程度。

▶ 檢視【飲食】習慣

☐ 有吃早餐的習慣嗎？

☐ 包含零食點心在內，一天吃幾餐？即使點心只有一顆糖果或一杯咖啡，也要徹底檢查。

☐ 兩餐的間隔是否規律，有保持在4～6小時間嗎？

☐ 晚餐主要吃什麼？

☐ 睡前是否有吃點心？即使是一片水果，也不能放過。

☐ 喜歡吃即食食品或麵粉類的食物嗎？

☐ 喜歡吃辣、鹹、甜的食物嗎？

☐ 家中是否經常放著泡麵等即食食品？

貼心建議

仔細檢視飲食習慣，充分了解之後，先從「早餐攝取的食物」與「遵守用餐時間」開始執行。養成規律的用餐習慣後，再開始遠離即食食品與零食點心。

▶ 檢視【日常生活】習慣

☐ 主要從事什麼工作？

☐ 經常打掃家裡嗎？多久打掃一次？使用何種打掃工具？

☐ 回家後，收看電視或使用電腦的程度為何？

☐ 主要以什麼姿勢看電視？看電視時，習慣吃零食嗎？

☐ 休假日通常會做什麼事？

☐ 除了上班外，外出的頻率為何？外出時的走路時間有多長呢？

貼心建議

檢視日常生活習慣後，選定2個自己最有信心且能夠改善的選項，務必要改掉。成功達成後，再新增1、2個選項。如果主要是坐在辦公桌前工作，要養成每小時伸展10分鐘的習慣，並增加休假日的外出時間，如到公園散步等。

做到10件事，**再也不會胖！**

遵守雞肉減肥法的食譜內容雖然重要，不過，以長期來說，改變飲食及生活習慣是有目的的。只是短暫改變飲食，放任身體回到容易發胖的狀態，無疑是引發溜溜球效應的捷徑。因此，必須養成維持健康的好習慣。

1 三餐要定食定量

不規律的飲食習慣將造成肥胖，如果希望讓身體自然而然地瘦下來，三餐就必須定時定量。用餐時間以早上第一餐為基準，**兩餐間隔4～6小時是最理想的。**

2 一次只煮剛好的食用量

因為煮很多，便吃下所有的食物，吃進身體的熱量將會全部變成贅肉。料理食物時，先決定一次所想攝取的營養素分量，避免留下廚餘，或是吃太多。

3 堅持低鹽、高蛋白飲食

想要成功挑戰雞肉減肥法，**務必要堅持低鹽、高蛋白、低卡的原則。**但是，千萬不能忽略碳水化合物、蛋白質、脂肪、礦物質、維他命等必需營養素。依照專家提供的食譜執行，是最聰明的選擇。

4 多吃有益健康的超級食物

減肥時，降低卡路里的攝取固然重要，不過，與其一味尋找低卡食材，**不如積極運用番茄、花椰菜、洋蔥、什錦菇等屬於超級食物的食材。**

5 細嚼慢嚥

狼吞虎嚥將無法感受到飽足感，只會吃得更多。不管吃什麼東西，**一定要養成在嘴中咀嚼30分鐘以上的習慣。**

6 別使用太複雜的料理方式

肥胖者大多喜歡炒、炸、燉的食物，但是，**一旦調理方式變得複雜，卡路里自然隨之增加。**任何食物最好都採用汆燙、清蒸或烘烤等基本調理方式。

7 擺脫調味料，找回食材的滋味

鹹、甜的食物刺激食慾，使人難以克制食用量。料理食物時，**盡可能減少使用調味料**，才能品嚐食材的天然滋味。初期雖然較辛苦，隨著時間的流逝，自然而然就能適應了。

8 適應沒有沙拉醬的沙拉

所有蔬菜皆有其原本的甜味與風味，即使沒有沙拉醬，也能夠吃得津津有味。習慣沙拉與蔬菜的原味後，應該就能徹底清除「一定要加沙拉醬」的固有觀念。

9 將減肥餐視為一生都能吃的料理

「雞肉減肥法」中的所有食譜，不但適合減肥期間食用，就算天天吃也無妨。只要徹底遵照專家設計的料理，就不必擔心營養不均衡。

10 適當調節口腹之慾

「因為開始減肥，所以必須少吃或不吃」，這種減肥法必定難以堅持。**一週有一次「正常吃飯」的機會**，便能減少對口腹之慾的渴望與壓力。

4
Weeks
Diet
Orientation

PART 2

4週減重計畫start！
1天4餐 x 24招燃脂瘦肚操，絕不復胖！

「雞肉減肥法」是以「蛋白質」為主的減
肥法，並配合燃脂瘦肚操、不復胖的生活
習慣，搭配而成的。只要確實遵守本章的
實踐計劃，必定能夠獲得顯著的效果。經
過適應、執行、克服、集中的過程，樹立
減肥的正確觀念，並自動自發控制身體與
飲食，是雞肉減肥法最重要的意義。

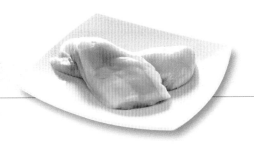

1st WEEK

FOR 4 WEEKS PROGRAM

用「正常吃」讓身體安心，不知不覺開始減肥

減肥就像是和身體玩詐欺遊戲，「如何騙過自己的身體？」是影響遊戲成敗的一大考驗。這場遊戲中，千萬不能過度勉強，也不可以太輕率。雖然，減肥是與身體展開的趣味遊戲，不過「身體」這個敵人，一點也不好對付。

　　我們的身體變化無常，每天都在改變，其適應力更是驚人。因此，如果想要欺騙身體，就必須以迅雷不及掩耳的速度與正確的行動，讓身體無法察覺異樣，這樣一來，才能在減肥遊戲中獲得勝利。**總而言之，安撫習慣舊模式而不願改善的身體，使其放心，進而適應新的改變，是第1週最重要的課題。**

　　當我們的身體判斷「營養供給」出現問題的瞬間，會立刻產生嚴重的無力感，啟動強烈渴望攝取必需營養素的機制。這就像是本能一樣，無法以一般的意志力克服。想在這場遊戲中獲勝，就必須具備「何不來場詐欺遊戲？」的輕鬆心情與堅定不移的態度。

「規律進食」會讓身體放心，卸下防備

　　不規則的用餐時間與食用量，是破壞身體的糟糕習慣。因此，若想成功減重並保持健康，固定的用餐時間與食量都是必要的。因為身體不

知道何時能獲取養分，所以會強化儲藏功能，一旦被身體察覺能在相同的時間點獲得等量的營養後，自然就會降低防禦機制。唯有先讓身體放心，減肥餐的「騙術」才能發揮功效。

午餐隨便吃，零食、點心則絕對不能碰

第1週時，早、晚餐吃「雞肉減肥餐」，午餐則可以隨心所欲選擇想吃的食物，讓身體察覺不到飲食習慣正逐漸改變。這段時間，可以攝取的食物種類沒有太多限制，雖然已經進入減肥階段，但還算是輕鬆的時期，只要在可接受的範圍內，都能盡情享用。**只是，千萬不可以暴飲暴食，除了定量的三餐外，絕對不能吃其他零食或點心。**

除了飲食，每週運動3～4次是降低「體脂肪」的關鍵

即使用「雞肉減肥法」成功減重、變得更輕盈，如果體脂肪沒有減少，也難以體會減肥真正的快感。為了成功「降低體脂肪」，杜絕溜溜球效應，就必須搭配「燃脂瘦肚操」進行。一旦養成運動的習慣，就會上癮，既然開始減肥，就要持之以恆、堅持到底。

但是，運動和減肥一樣，一開始太勉強，就會因為過度疲勞而難以持續。**所以，按照自己的肥胖程度與運動經驗、體力水準來調整運動的強度與時間，是非常重要的。**每週運動3～4次，身體就不會出現問題。

1st WEEK 本週菜單

「適應期」，就要這樣吃！

週次	時段	星期日 ___月___日	星期一 ___月___日	星期二 ___月___日
第1週	早	地瓜排毒沙拉 453卡／作法見P168	正常飲食 白飯2/3碗	三色凍雞肉沙拉 318卡／作法見P137
	午	正常飲食 白飯2/3碗	想吃什麼都可以	正常飲食 白飯2/3碗
	晚	海藻雞肉排毒沙拉 310卡／作法見P139	正常飲食 白飯2/3碗	橙香涮牛肉 398卡／作法見P159

記錄欄	今天的午餐內容			

任務 mission	生活習慣計畫			
	❶ 拍攝全身照（含側面、後面）。 ❷ 測量身體各部位尺寸。			
	測量身體各部位尺寸			
	胸圍	臀圍	腰圍	大腿圍

 TIP 注意事項 只要記錄吃過的東西，就能了解自己的飲食習慣。因此，每天確實記錄當天吃的食物，對減肥有極大的幫助。

第1週的「減肥成果」	
第1天起床後（	）kg
第7天起床後（	）kg
▶ 體重變化（	）kg

星期三　___月___日	星期四　___月___日	星期五　___月___日	星期六　___月___日
高纖五彩雞肉沙拉　400卡／作法見P125	低糖南瓜沙拉　362卡／作法見P166	燕麥雞肉粥　363卡／作法見P170	高纖百菇沙拉　339卡／作法見P164
正常飲食　白飯2/3碗	**正常飲食**　白飯2/3碗	**正常飲食**　白飯2/3碗	**正常飲食**　白飯2/3碗
涼拌雞肉沙拉　310卡／作法見P144	墨西哥雞肉捲　378卡／作法見P138	雞肉輕盈蘿蔔捲　346卡／作法見P143	燻雞代謝沙拉　356卡／作法見P147

運動計畫	飲食計畫
❶ 務必一週運動3次以上。 ❷ 專注學習正確的運動姿勢。	❶ 早、晚餐一定要吃「減肥餐」。 ❷ 禁止餅乾、麵包等零食點心！ ❸ 在固定時間內，規律用餐與運動。

TIP 注意事項 在屬於適應期的第1週，其中一天必須正常吃，以幫助身體減緩對減肥餐的壓力。若在週末正常吃喝，怕會過量，因此，還是改為在「平常日」實行較好。

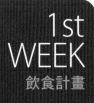

多菜、少鹽，
目標是「讓口味變清淡」

第1週的飲食，主要是由讓身體能漸漸「適應」的料理所組成的。午餐時，可以正常吃或吃想吃的食物，因此，目前為止還不會覺得太辛苦。從現在開始，用黃綠色蔬菜和低鹽飲食，讓精疲力盡的身體，從高熱量的刺激性飲食生活中，變得更輕盈吧！

突然吃太少，反而易復胖

如果抱持著「必須完全改變目前的飲食習慣」，在一開始就太過勉強，別說是4個星期，也許最後只能維持3分鐘的熱度。因此，只要「改變攝取的食物」就夠了。大量減少食量相當危險，抱著極端的想法，猛然戒掉麵粉類食物，最後可能只會淪為無謂的決心。

本週的午餐無需太多限制，最好是維持平常的飲食。不過，必須遵守用餐時間，尤其是吃太多、暴飲暴食、零食點心的用量等，都應該嚴格限制。別讓身體感受到太大的改變，慢慢將飲食轉變為高蛋白、低熱量、低鹽的減肥餐吧！

✱ 推薦吃的食物 ▶ 水果要在早餐、午餐時吃，建議多吃韓式料理。
✱ 禁止吃的食物 ▶ 千萬不能用高糖分或高鹽分的零食取代正餐。

多吃蔬菜、水果，增加纖維量

在「雞肉減肥法」的過程中，你會發現自己以前吃的蔬菜太少，卻攝取太多碳水化合物與鹽分。尤其是男性們，多半不喜歡沙拉或涼拌菜，因此常深受纖維攝取量不足之苦。沙拉中的黃綠色蔬菜與低鹽配方，能使精疲力盡的身體，從高熱量、刺激性的飲食生活中，變得更輕盈。如果說「減肥」就是講究飲食的「Well Being（福利、身心健康）」之代名詞，一點也不為過。

唯有按照菜單進食，身體才能適應

即使是相同的碳水化合物，食物不同，熱量也各不相同。因此，需要較多熱量的早餐，和必須減少攝取熱量的晚餐，當然有所不同。以「香蕉減肥法」來說，也並非每餐都得吃香蕉。

減肥餐中，有自己喜歡的食物，也有難以下嚥的食物，儘管如此，**千萬別任意依自己的喜好，改變安排好的菜單，必須遵守減肥餐的計畫，徹底執行。** 減肥餐中以雞肉為主，每一道輕食、粥品，都經過系統性的安排。正因為如此，才能有效地促進吸收與消耗熱量，身體才能接受並適應，這點非常重要。

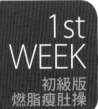

1st WEEK
初級版 燃脂瘦肚操

從熱身開始，
目標「學習正確姿勢」

第1週進行的瘦肚操，是為了減緩飲食驟然改變造成的身體負擔。在不造成身體壓力的範圍內，就當成是熱身運動吧！設定好規律的運動時間，持之以恆，是最重要的原則。別急著想減肥，先專心學習正確的姿勢吧！

EXERCISE GUIDE 運動原則

▶ **運動次數：**每週3～4次，每運動2～3天後，休息1天
▶ **重複次數：**15次 X 3回
▶ **運動時間：**40分鐘～1小時
▶ **運動組合：**伸展操5～10分鐘（見P110），瘦肚操20～30分鐘，有氧運動（任選）20分鐘以上

POSE 1

伏地挺身

運動部位：胸部、肩膀

Step ❶
跪姿，雙手張開至肩膀的2倍寬並撐住地面，膝蓋碰觸地面，雙腳腳踝抬起並上下交疊。

Step ❷
手肘彎曲，將胸部向下推，直到胸部幾乎要碰觸地面，之後由腋下用力，將手臂伸直，慢慢回復。

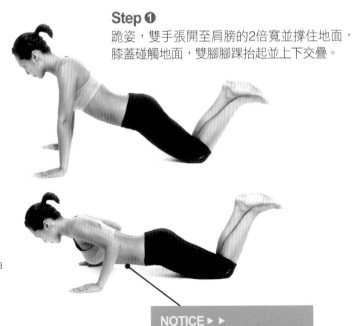

NOTICE ▶ ▶
肚子不可碰到地面，下半身要挺直。

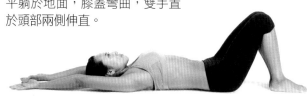

POSE
2
___
伸臂卷腹

運動部位：腹部、側腰

Step ❶

平躺於地面，膝蓋彎曲，雙手置於頭部兩側伸直。

Step ❷

雙手朝膝蓋方向伸直，腹部用力，讓頸部瞬間抬起，使肩膀與地面距離約10公分，上腹部同時收縮，略感緊繃，再緩緩回到躺姿。

NOTICE ▶ ▶
頭部不可碰觸地面。

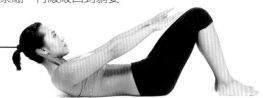

Step ❶

雙手合抱於胸前，雙腳張開與肩同寬，直視正前方，腹部用力，保持腰部緊繃。

POSE
3
___
舉臂深蹲

運動部位：下半身、臀部

Step ❷

身體緩緩下壓，直到大腿與小腿呈90度垂直，膝蓋位置不超出腳尖。之後大腿向上施力，感覺腳後跟將身體向上推，再回到站姿。

NOTICE ▶ ▶
身體重心要放在大腿。

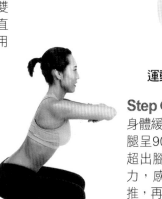

POSE
4
——
啞鈴前彎

運動部位：背部、腰部

Step ❶
雙手握住啞鈴，交叉於胸前，膝蓋微彎。

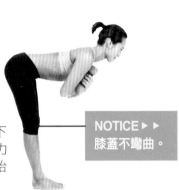

Step ❷
上半身逐漸下壓，直到與下半身呈90度垂直，腰部用力並保持緊繃。接著再慢慢抬起，回到站姿。

NOTICE ▶ ▶
膝蓋不彎曲。

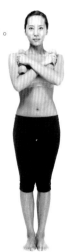

POSE
5
——
雙臂開合

運動部位：全身

Step ❷
騰空時，雙手要向上貼於耳際，落地時則與地面平行。

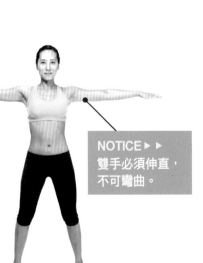

NOTICE ▶ ▶
雙手必須伸直，不可彎曲。

Step ❶
站立於地面，雙手與雙腳朝兩側張開，視線望向正前方，於原地跳躍。

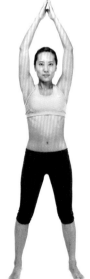

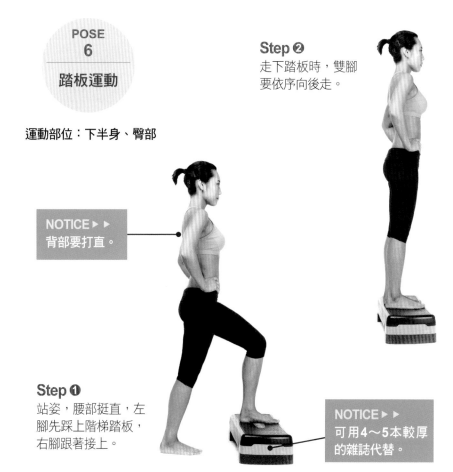

POSE 6

踏板運動

運動部位：下半身、臀部

NOTICE ▶ ▶
背部要打直。

Step ❶
站姿，腰部挺直，左
腳先踩上階梯踏板，
右腳跟著接上。

Step ❷
走下踏板時，雙腳
要依序向後走。

NOTICE ▶ ▶
可用4～5本較厚
的雜誌代替。

 TIP 運動
小叮嚀　雖然在身體狀態最好的時候運動最為理想，但是，比起達到最佳效
果，一開始先養成運動習慣更重要。**因此，請選擇在能持續的時間點
運動。運動強度要從最弱開始，再逐漸增強。**

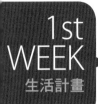

改變生活上的壞習慣，就能瘦下來

1st WEEK 生活計畫

沉溺於安逸的生活，是產生贅肉的元兇，因此，現在我們必須開始適應生活上的不便。新的飲食、運動，固然不可或缺；但是，能為減肥錦上添花的是「改變飲食習慣」。雖然生活會有些不方便，不過，若先了解自己的身體再開始減肥，這些不便反而會成為減肥的樂趣。所以，對自己再嚴格一點吧！

減肥前，先拍一張激勵自己的「全身照」

正式開始減肥之前，首要的任務就是正確記錄自己目前的狀態。唯有了解自己目前的樣貌，才能在4週後，看到自己在外表上的巨大改變。

雖然對目前的外表感到羞愧，甚至不願意面對，但是4週後，現在留下的紀錄將會發揮相當大的幫助。拍攝全身照（含側面、後面等），並確實測量各部位的尺寸吧！**拍照時，請穿上能夠展現自己身材的衣服，並記住測量時的正確位置，以便固定測量相同位置的尺寸。**

和自己約定，用3個習慣養成「易瘦體質」

減肥時，一定要和自己「約法三章」。千萬別過於貪求減肥效果，也不可太過輕忽怠慢。第1週是剛開始減肥的適應階段，必須改變目前覺

得「這樣還不錯」的生活模式。下列3點，是一定要做到的生活習慣，請確實執行。

習慣 1　整理冰箱，丟掉零食

現在，打開冰箱的門，把垃圾食物和零食全部丟掉！尤其是泡麵或餅乾這類絕不能出現在家中的食物，更不能用孩子或其他家人為藉口，囤積在家裡。要記得，你最重要的目標就是「減肥」。如果孩子吵著要吃餅乾或冰淇淋，帶他到外面吃一次即可。

習慣 2　早睡早起，不熬夜

晚睡晚起的懶散生活習慣，必然會造成吃宵夜和不吃早餐的結果。早上趕上班，時間已經很緊迫了，怎麼會有空準備早餐呢？吃完晚餐後，一直到凌晨2、3點，如果沒吃宵夜，一定會肚子餓。由此可見，不規律的睡眠與飲食習慣，將使熱量囤積在體內，進而阻礙減肥。**因此，請定好規律的睡覺、起床時間，並徹底遵守。**

習慣 3　起床後1.5小時內，一定要吃早餐

規律的進食與運動，有助於減肥。唯有讓身體預測「何時將吃東西」、「會有多少的卡路里進入體內」，才不會囤積不必要的熱量。減肥時，也必須在固定的時間內，逐漸提高運動的強度，身體才能適應。如果自己的生活作息真的不固定，不妨以起床的時間為基準，**在一個半小時內吃早餐，間隔4～5小時後，再吃下一餐。**

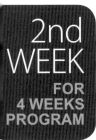

靠三溫暖減肥不但沒用，反而易造成「脫水」

有些人為了排出體內水分，以三溫暖的方式，把汗水逼出體外。其實，這對減肥不僅毫無幫助，反而還可能危害健康。以人為的方式排出水分，追求短暫的減肥效果，不但無法排出體內廢物，還可能造成脫水，一定要避免。

因為吃太多而發胖的人其實不多，嚴格來說，肥胖的人大多是「飲食不正常」的人。那麼，究竟是吃錯什麼、如何吃錯，而導致發胖呢？不妨想一想，就會知道是什麼東西傷害了我們的身體。符合所有原因的關鍵字只有一個，那就是「習慣」。容易發胖的身體，其實是自己養成的，現在該是改善這些錯誤習慣，並開始付諸行動的時候了！

吃太鹹，是水腫的元凶

習慣規律的飲食後，接著要專心減少體內的「鹽分」，實行低鹽飲食，並補充足夠的水分。第1週時，因為還保留過去的飲食習慣，身體仍然維持「囤積大量鹽分」的狀態。如果體內鹽分過多，就需要攝取較多水分來降低鈉濃度。但是，**一旦體內的鈉濃度過高，水分就會囤積在體內，成為阻礙排出體內廢物的元兇。**

多喝水、別吃太鹹，幫助排出體內廢物

　　由於無法完全限制「鹽分」的攝取，也不可能完全避免已經習慣的飲食模式，因此，如何聰明調整鹽分的攝取量，是非常重要的關鍵。為了更快排出體內的廢物，促進新陳代謝，就要用「低鹽飲食」來減少體內的鈉含量。**每天至少喝2公升的白開水，以「水分」來提高基礎代謝率。**讓身體就算沒有活動，也會增加熱量的消耗，幫助水分的排出，讓減肥變得更輕鬆。

運動後喝水，可解痠痛

　　除了養成固定喝水的習慣外，運動時也要隨身攜帶水壺。為什麼呢？一個原本沒有運動習慣的人，如果突然要使用平常較少動的肌肉，自然會引發肌肉痠痛。此時，**若能適時補充水分，便能緩解痠痛的症狀**，這便是帶水壺的作用。

✱不當使用三溫暖，容易造成休克

　　很多人喜歡去三溫暖放鬆，透過蒸氣與熱水讓皮膚及毛細孔張開，促進新陳代謝，是許多女性朋友的最愛。但是，三溫暖的室內溫度較高，長時間使用容易缺水、頭暈。

　　除了會造成脫水外，還有許多人喜歡冷、熱水池交替使用，認為對身體很好，其實，**進入冷水池後，器官會瞬間收縮，有心臟病、高血壓等疾病的人，可能會因刺激性過大，造成休克，非常危險，務必要謹慎選擇。**

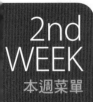

2nd WEEK 本週菜單

「執行期」，就要這樣吃！

週次	時段	星期日 ___月___日	星期一 ___月___日	星期二 ___月___日
第 2 週	早	高纖五彩雞肉沙拉 400卡／作法見P125	**正常飲食** 白飯2/3碗	燃脂辣雞沙拉 370卡／作法見P134
	午	什錦鮪魚炒飯 490卡／作法見P155	想吃什麼都可以	茄汁雞肉球 405卡／作法見P148
	晚	涼拌雞肉沙拉 310卡／作法見P144	**正常飲食** 白飯2/3碗	醬燒雞肉串 373卡／作法見P149
	第四餐	彩椒雞肉咖哩 370卡／作法見P135		元氣雞肉豆腐 415卡／作法見P126

記錄欄	記錄每日體重			
	記錄用餐時間			

任務 mission	飲食計畫
	❶ 一天吃4餐。 ❷ 一天至少喝2公升的水。

TIP　注意事項　在這段期間，**每天測量體重，並且觀察身體的變化，對減肥大有幫助。**最好詳加記錄食物的攝取量與用餐時間、排便量與排便時間等，也要多喝水。

第2週的
「減肥成果」

第1天起床後（　　　　　　　　）kg

第7天起床後（　　　　　　　　）kg

▶ 體重變化（　　　　　　　　）kg

星期三 ___月___日	星期四 ___月___日	星期五 ___月___日	星期六 ___月___日
炭烤菲力雞排 354卡／作法見P131	低脂山藥 蛋沙拉 394卡／作法見P157	三色豆 美白沙拉 382卡／作法見P161	菲力雞肉沙拉 343卡／作法見P141
雞肉鮮果炒飯 435卡／作法見P145	活力雞肉水餃 497卡／作法見P130	抗氧化雞肉捲 391卡／作法見P151	雞肉輕盈 蘿蔔捲 346卡／作法見P143
鮮蔬美肌 牛肉絲 413卡／作法見P156	雞肉茶碗蒸 268卡／作法見P136	輕纖鮪魚沙拉 405卡／作法見P153	鮪魚蛋沙拉 433卡／作法見P165
雞肉輕盈 蘿蔔捲 346卡／作法見P143	什蔬美顏雞肉 340卡／作法見P150	綜合菇炒雞肉 381卡／作法見P132	高纖菇菇雞肉 375卡／作法見P140

運動計畫	生活計畫
❶ 尋找適合自己的啞鈴，運動時間必須符合「最低要求的時間」。 ❷ 集中刺激「運動部位」。	❶ 經常對肚子施力，腰部挺直。 ❷ 減少收看電視或使用電腦的時間。

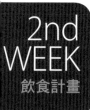

2nd WEEK 飲食計畫

餓了就吃，反而能降體脂、培養肌力

通常經過第2週後，身體才會逐漸啟動減肥的機制，真正開始消耗體脂肪與培養肌力，因此，本週一定要確實的依減肥菜單進食，身體才能完全進入下一個改變的階段。只要撐過這個重要關頭，身體一定會有所改變，並鼓起勇氣面對更難的挑戰。

用「1天4餐」讓身體安心，進入「減肥模式」

正常飲食的珍貴時光已經過去，現在要正式開始「1天4餐」的減肥餐。在這段時間，必須建立高蛋白、低鹽飲食的「穩固」地位，如果過去喜歡吃碳水化合物、高脂肪、高鹽分的食物，現在就要全面擺脫。

「體重過重」一般是源於不規律的飲食習慣，成為不易消耗熱量，大量囤積脂肪的身體，進而導致「體重增加」。如果不管吃了什麼，身體都能立刻消化，當然再好不過；不過，大多數人都是沒有足夠的運動量，還攝取了遠遠超過身體需求的熱量。除此之外，「沒有按時用餐」也會使身體自動產生防禦機制。

為了打破身體的失衡現象，找回正常的節奏，高蛋白低鹽飲食以「1天4餐」為原則，提供均衡的營養與穩定的作息，提升代謝力。此外，**「頻繁地攝取食物」是為了讓身體在產生飢餓感前，就提供所需的營養，藉此消除空腹感，預防吃太多或暴飲暴食，減少對減肥餐產生的不安感，以便順利瘦下來。**

每天至少喝2公升的水、多吃水果，預防便秘

　　一旦正式開始吃減肥餐後，不僅攝取的食物量會比平常少，也會出現碳水化合物量減少、蛋白質量增加的現象，容易造成便祕。為了解決這個問題，必須正確選擇碳水化合物，更不可疏於攝取水分與富含膳食纖維的蔬菜。在這個時期，體內仍會因為第1週的正常吃，而累積大量水分，為了順利排出體內廢物，起床後必須立刻喝水，每天的飲水量至少要有2公升。

　　如果只攝取膳食纖維而沒有充足水分，對排便就會毫無助益，與其一味吃下大量蔬菜，不如同時多喝水。**選擇富含膳食纖維的地瓜或馬鈴薯、糙米等食物，或蘋果、奇異果及香蕉等水果，都能幫助排便。**

　　只要順利度過第2週的週末，腸胃就會開始適應膳食纖維，使大腸蠕動更加順暢，避免受便秘之苦。

✱ 早上吃半顆蘋果，擺脫便秘

　　多吃膳食纖維豐富的蘋果，有助於改善便祕。但是，水果的糖分及熱量都較高，必須特別注意攝取量與吃的時間。減肥時，**最好在早上吃蘋果，一天半顆最適當。**

2nd WEEK
進階版
燃脂瘦肚操

刺激想瘦的部位，
打造韓星的魔鬼S曲線

第2週是「尋找感覺」的時期。雖然稍嫌太早，不過從現在開始，必須集中刺激需要運動的部位，學習正確的姿勢。掌握啞鈴的重量與動作重複的次數，尋找能刺激身體的運動強度吧！

EXERCISE GUIDE 運動原則

▶ **運動次數**：每週5次
▶ **重複次數**：15次 X 4回
▶ **運動時間**：40分～1小時
▶ **運動組合**：伸展操5～10分鐘（見P110），瘦肚操20～30分鐘，有氧運動（任選）20分鐘以上

POSE 1

仰臥推舉

運動部位：胸部

Step ❶
躺在地板或床上，將啞鈴高舉，與胸部平行，雙手手肘微彎。

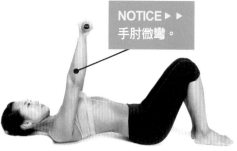

NOTICE ▶ ▶
手肘微彎。

Step ❷
讓胸部有朝兩側擴張的感覺，慢慢將手肘彎曲，直到啞鈴和胸部平行。接著再用力把啞鈴往上舉，感覺胸部漸漸向中央集中。

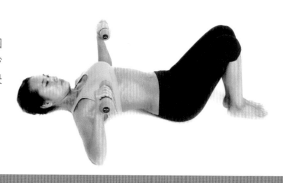

POSE 2
雙手划船

運動部位：背部、腰部

Step ❶
雙手握住啞鈴，上半身前傾，視線看斜前方。

Step ❷
雙手緩緩舉起啞鈴，將手肘往後移動，停留約3秒，再回復預備姿勢。

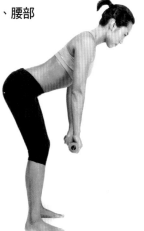
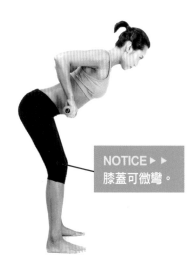

> NOTICE ▶ ▶
> 膝蓋可微彎。

POSE 3
仰臥抬腿

運動部位：腹部、側腰

Step ❶
躺姿，雙手手掌平貼地面，雙腿併攏後抬起，與地面垂直。

Step ❷
緩緩放下雙腿，感受腹部抵抗的力量，碰觸地面後停住，再重複相同動作。

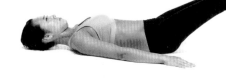

> NOTICE ▶ ▶
> 抬腿時，不要使用腰部的力量，要靠腹部的力量將雙腿向上抬。

POSE 4

雙臂前舉

運動部位：肩膀

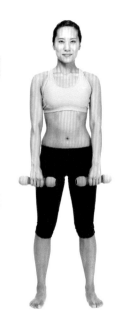

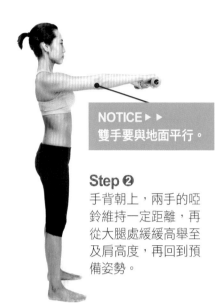

Step ❶
雙手握住啞鈴，雙腳張開與肩同寬。

> NOTICE ▶ ▶
> 雙手要與地面平行。

Step ❷
手背朝上，兩手的啞鈴維持一定距離，再從大腿處緩緩高舉至及肩高度，再回到預備姿勢。

POSE 5

手臂彎舉

運動部位：手部

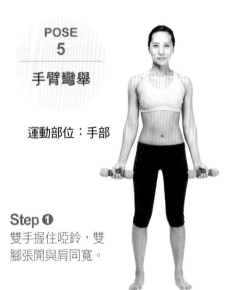

Step ❶
雙手握住啞鈴，雙腳張開與肩同寬。

> NOTICE ▶ ▶
> 注意力集中在手臂內側的二頭肌。

Step ❷
肩膀與手臂保持垂直，將手肘拉向身體，接著再緩緩放下，回到預備姿勢。

POSE
6

弓箭跨步

運動部位：下半身、臀部

Step ❶

雙腳張開與肩同寬，挺直背部與
腰部，雙手插腰，右腳向前跨
出，左膝蓋往下深壓，但不碰
地，接著再緩緩回到預備姿勢，
換腳進行。

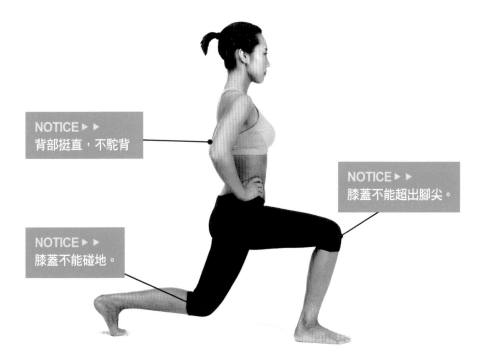

NOTICE ▶ ▶
背部挺直，不駝背

NOTICE ▶ ▶
膝蓋不能超出腳尖。

NOTICE ▶ ▶
膝蓋不能碰地。

TIP 運動小叮嚀　如果是初學者，**與其集中運動某個部位，不如每天做以「大肌肉」為主的運動**，均衡鍛鍊全身。熟練者則可以「天」為單位，集中鍛鍊每個部位。

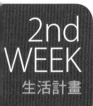

2nd WEEK
生活計畫

想到就做，把「瘦肚操」融入生活中

「提高緊張感」是第2週非常重要的任務。必須經常體認到自己「正在減肥」的事實，努力學習正確的運動姿勢，並養成良好的生活習慣。此時已經開始正式減肥，將會面臨各種困難，如果生活過得太散漫，就可能落得半途而廢的下場。因此，這個階段應該特別留意，把運動融入生活中。

隨時都要「多喝水」，杜絕飲料

肥胖的人多是因為沒有養成「喝水」的習慣。若想每天至少喝2公升的水，最好隨身攜帶水壺。除了口渴時喝水外，也要養成就算不口渴，也會滋潤喉嚨的習慣，練習只要打開水壺的蓋子，就一定要喝點水。我前面提到的「水分」，並不包含咖啡或飲料。**一天一杯黑咖啡尚在可接受的範圍內，至於碳酸飲料、果汁或運動飲料等，則萬萬碰不得。**

每天做伸展操，快速消除贅肉

每天起床後與就寢前，都必須做兩次伸展操（見P110）。伸展操能賦予身體活力，提高睡眠品質，就算一早起床，也能精神飽滿，是對身

體大有助益的運動。養成隨時做伸展操的習慣，活動平時沒有使用的肌肉，對於消除贅肉也有一定的效果。

隨時縮小腹，也能消耗熱量

生活中如果缺乏緊張感，不知不覺就會出現肩膀下垂、駝背等錯誤姿勢，如此一來，絕對擺脫不了「小腹凸出」的後果。不論是走路、站立或坐下，無時無刻都要縮小腹，讓腰部保持在挺直的狀態。這個小動作能促使肌肉緊張，進而開始消耗卡路里。

少看電視、玩電腦，增加活動機會

如果想增加活動量，就要盡量少看電視或使用電腦，增加散步的時間。像是把遙控器的電池拔掉、把電視前的沙發移走，都是不錯的方法。每次使用電腦的時間，最好不要超過1小時，如果沒有重要的工作，不如把電腦關機。

★ 每天睡7小時，加速新陳代謝

減肥時，養成規律的生活習慣是最重要的，特別是進行新陳代謝的「睡眠時間」。因此，起床與就寢的時間都必須維持規律性。如果睡眠不足，新陳代謝就會減緩，身體的功能也會降低。**每天最好睡足7小時，並在雙腳下墊枕頭，讓雙腳的位置高於心臟，讓血液能流回心臟。**

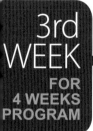

3rd
WEEK

FOR
4 WEEKS
PROGRAM

關鍵是「忍耐」，
就算「好想吃」也要忍住

如果過去2週有確實執行減肥計畫，身體必然已經取得一定的平衡，並打好減肥的基礎，達到減少體脂肪的狀態。然而，現在還不是能因為「瘦了很多」而感到得意的時刻，我們必須忘掉減重的成果。第3週起，才是真正的減重期，正式進入減肥的出發點。

少量多餐，餓了就吃小番茄、胡蘿蔔，擊退飢餓感

第3週最大的敵人就是「零食」。雖然透過之前的減肥餐，對低鹽飲食已經有一定程度的適應，但是進入第3週後，刺激性食物的誘惑，將會逐漸增強。尤其是感到飢餓時，身體將會持續發出「我好餓」的信號，只要稍微鬆懈，就可能在不知不覺中，陷入「辛苦」、「飢餓」的想法中。

為了戰勝飢餓、擺脫零食的誘惑，最好把一天應攝取的食物分成多次食用。平常先準備好小番茄或小黃瓜、胡蘿蔔等蔬果和開水，想吃零食或感到飢餓時，就能立刻食用或飲用，也不失為對抗飢餓的方法。

瘦了一點就覺得安心而鬆懈亂吃，一定會復胖

進入第3週後，身體將開始感到疲累，對食物的渴望也會逐漸增強。此外，經過兩星期的減肥，也已經能看見一定程度的減重效果。但是，

如果對於前2週的努力產生補償心，想慰勞辛苦的自己，進而對食物「敞開心房」，減肥計畫將就此劃下句點。尤其第3週是體內處於「養分枯竭」的狀態，必須準備補充營養，因此更加危險。千萬別忘記，享受食物的同時，也必須承受同等的風險，指的就是這個時期。為了不讓過去2週的辛苦毀於一旦，必須有更聰明的選擇與意志力。

每天確實做瘦肚操，輕鬆渡過「停滯期」

「燃脂瘦肚操」對第3週而言非常重要，只要一天沒做，隔天就會變懶散，停止運動2、3天後，就可能會產生「乾脆放棄」的想法。現在正是發揮運動效果的絕佳時期，**如果能在第3、4週確實做瘦肚操，你的身體曲線將會有耳目一新的改變。**

對「討厭運動」的身體，大聲呼喚：「你可以做得更好！」因為適當的運動能抑制食慾，即使攝取相同的營養與熱量，也能讓身體保持緊張感，預防進入停滯期。因此，請務必咬緊牙關堅持下去。

肌肉有痠痛感，表示「正在變瘦」

當肌肉痠痛的情況加劇時，就無法盡全力運動，會想投機取巧，或降低運動的強度。但是，從另一方面來看，出現肌肉痠痛的症狀，是因為運動在發揮效果。比起其他時期，第3週是必須維持與增加肌肉量的重要時刻。在此關鍵時期，切勿降低身體的緊張感，仔細觀察自己的身材變化，堅持下去吧！

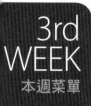

3rd
WEEK
本週菜單

「克服期」，就要這樣吃！

週次	時段	星期日 ___月___日	星期一 ___月___日	星期二 ___月___日
第3週	早	地瓜雞肉粥 343卡／作法見P174	**正常飲食** 白飯2/3碗	高纖豆腐沙拉 388卡／作法見P160
	午	彩椒雞肉咖哩 370卡／作法見P135	想吃什麼都可以	高纖菇菇雞肉 375卡／作法見P140
	晚	橙香涮牛肉 398卡／作法見P159	**正常飲食** 白飯2/3碗	雞肉蒟蒻 輕沙拉 287卡／作法見P133
	第四餐	綜合菇炒雞肉 381卡／作法見P132		鮮蔬美肌 牛肉絲 413卡／作法見P156

記錄欄	記錄 每日體重			
		生活計畫		
	任務 mission	❶ 起床前後，利用空檔做伸展操，將運動融入生活中。 ❷ 休假日可外出走走，但不能去吃大餐。 ❸ 每天早上照鏡子，觀察身體的變化		

第3週的
「減肥成果」

第1天起床後（　　　　　　）kg
第7天起床後（　　　　　　）kg
▶ 體重變化（　　　　　　）kg

星期三 ___月___日	星期四 ___月___日	星期五 ___月___日	星期六 ___月___日
鮪魚糙米粥 322卡／作法見P178	雞肉義大利麵 341卡／作法見P128	燕麥雞肉粥 363卡／作法見P170	燻雞代謝沙拉 356卡／作法見P147
茄汁雞肉球 405卡／作法見P148	低卡紫茄雞肉 378卡／作法見P142	綜合菇炒雞肉 381卡／作法見P132	香蒜牛肉捲 387卡／作法見P162
雞肉輕盈蘿蔔捲 346卡／作法見P143	什蔬美顏雞肉 340卡／作法見P150	三色凍雞肉沙拉 318卡／作法見P137	低脂鮮蝦沙拉 320卡／作法見P154
彩椒雞肉咖哩 370卡／作法見P135	高纖菇菇雞肉 375卡／作法見P140	雞肉輕盈蘿蔔捲 346卡／作法見P143	什蔬美顏雞肉 340卡／作法見P150

運動計畫	飲食計畫
❶ 每週運動5天，不能間斷。	❶ 每天攝取的熱量都要比上週的同一天減少100卡。 ❷ 就算可以正常飲食，也不能放肆亂吃。 ❸ 就算外出，也要自行準備減肥便當。

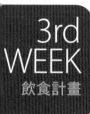

戒掉外食，**專心吃減肥餐**

度過第2週後，朝「改變飲食習慣」的目標又邁進一步。第3週開始，減肥餐的難度雖然變高了，不過，還是必須比過去更徹底遵守，才能達到減肥效果。經過前2週的努力，原本累積在體內的多餘脂肪幾乎都消失了，因此，持續執行減肥計畫，將可親眼見證顯著的效果。

第3週是關鍵期，用自製的便當取代外食

第1、2週的減肥餐，熱量比較高，這是為了讓身體毫無負擔地適應新的飲食所做的設計。但是從第3週開始，必須正式進入減低熱量、更高難度的減肥餐才行。即使出現「進入停滯期了嗎？」的感覺，也千萬不可以退縮。總而言之，一定要做好萬全的準備，下定決心，堅持吃減肥餐才行。這個時期的誘惑特別多，為了更有效率的消耗熱量，不僅要謹慎斟酌食量，從食材的選用到任何一份點心的攝取，都應該按照時間排定具體的計畫，並徹底落實，才是最正確的態度。

目前為止，攝取的正常飲食或想吃的食物，相對來說比較自由。在合理的範圍內，可以吃任何想吃的食物。但是，**從第3週開始，星期一也要禁止外食，取而代之的是在家就準備好的減肥便當。**

每天吃一把堅果，止飢又營養

不過，並非所有含脂肪的食物，都必須禁止。以堅果類來説，富含不飽和脂肪酸，適合減肥時吃。特別是在難度提高、運動量增加的第3週，如果能夠每天攝取一把堅果，就能享受更健康的減肥。但是，堅果類熱量較高，一次別吃太多，要分幾次食用，不含鹽分的核桃、杏仁、葵花子等都很適合。**在兩餐間或夜晚感到飢餓時，攝取少量的堅果，可以減緩飢餓感。**

運動前吃點香蕉、地瓜，可消耗更多熱量

第3週時，可能會覺得體力稍不如前，難以有效率的運動。如果在開始運動前的30分鐘，攝取少量的碳水化合物，將能更有效率地消耗運動所需的能量；在下一階段的有氧運動中，也能更順利地燃燒脂肪。**此時攝取的碳水化合物種類，以身體能夠快速吸收的葡萄原汁、能量效率高的香蕉或地瓜，較為適當。**

✱ 用餐前先喝水，增加飽足感

用餐前30分鐘先喝水，開動後先吃蔬菜，再依照蛋白質、碳水化合物的順序進食，便能增加飽足感，才不會因為沒吃飽而亂吃零食。此外，細嚼慢嚥也能延長飽足感及消化時間，讓肚子不會因為容易餓，提早進食的間時間。

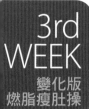

3rd WEEK
變化版
燃脂瘦肚操

提高做操的強度，
甩掉討人厭的脂肪

第3週是能一次提高運動能力與體力的時期。從現在起，必須提高運動的強度，創造顯著的減肥成果。現階段的運動次數，可增加到每週5次，如果覺得在運動上有困難，不妨尋求專家的協助。

EXERCISE GUIDE 運動原則

▶ **運動次數**：每週5次
▶ **重複次數**：15次 X 5組
▶ **運動時間**：1小時10分鐘～1小時30分鐘
▶ **運動組合**：伸展操10分鐘（見P110），瘦肚操30～40分鐘，有氧運動（任選）40分鐘以上

POSE 1

仰臥飛鳥

運動部位：胸部

Step ❷
雙手向左右張開，手肘弓起，將啞鈴朝兩側拉開，再併攏於胸前，重複數次。

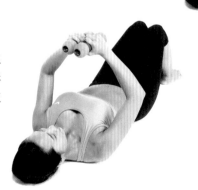

NOTICE ▶ ▶
腰部稍微抬離地面，不可過度用力讓背部弓起。

Step ❶
平躺於地面，雙手握住啞鈴於胸前併攏，同時把下巴往鎖骨方向下壓。

POSE 2

屈體前彎

運動部位：背部、腰部

Step ❶
雙腳張開與肩同寬，
雙手握住啞鈴，手臂
自然向下擺。

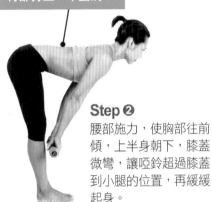

NOTICE ▶ ▶
背部打直，不聳肩。

Step ❷
腰部施力，使胸部往前
傾，上半身朝下，膝蓋
微彎，讓啞鈴超過膝蓋
到小腿的位置，再緩緩
起身。

POSE 3

側彎伸展

運動部位：腹部、側腰

Step ❶
雙腳張開與肩同寬，
右手握住啞鈴，左手
放在腦後。

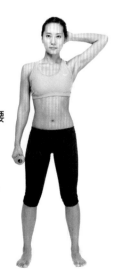

NOTICE ▶ ▶
拿啞鈴的那一手要
平放，不晃動。

Step ❷
上半身向握住啞鈴的右邊
傾斜，伸展左側腰部，接
著再回到預備姿勢，另一
邊也重複相同的動作。

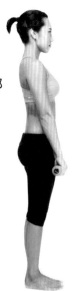

POSE 4
肩上推舉

運動部位：肩膀

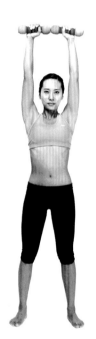

Step ❶
雙手握住啞鈴，雙腳張開與肩同寬，背部與腰部挺直。

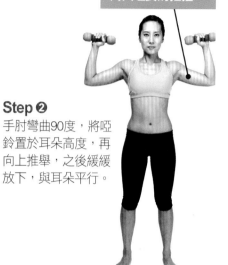

NOTICE ▶ ▶
感覺手臂內側的肌肉與啞鈴的拉扯。

Step ❷
手肘彎曲90度，將啞鈴置於耳朵高度，再向上推舉，之後緩緩放下，與耳朵平行。

POSE 5
手臂後舉

運動部位：手部

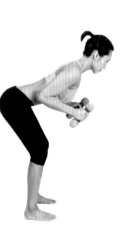

Step ❶
上半身前傾，雙手握住啞鈴置於胸前，盡可能與地面保持平行。

NOTICE ▶ ▶
手臂不可彎曲，要打直。

Step ❷
雙手往後伸直，與身體兩側貼緊，肩膀不可動，維持2～3秒後，再回到預備動作。

POSE 6

抱頭深蹲

運動部位：下半身、臀部

Step ❶
雙腳大幅張開，腳尖向外，雙手舉起放腦後，十指交扣。

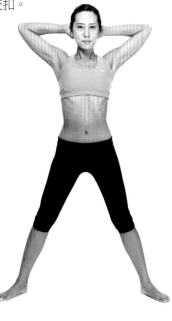

Step ❷
臀部向後壓，維持該姿勢持續往下蹲，直到大腿與地面呈90度，膝蓋不可往內彎。

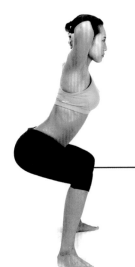

NOTICE ▶ ▶
膝蓋不能超出腳尖。

TIP 此時期需要高強度的運動，必須將運動部位分為胸部與手臂（二頭肌）、下半身與腹部、背部與腰部、肩膀與手臂（三頭肌）。集中鍛鍊並增加肌力，也是減肥過程中不可或缺的樂趣。

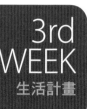

走路、逛街都好，
別放過任何運動的機會

現在，想必大家對減肥已經有一定程度的適應，但是，真正的減肥效果現在才要顯現，千萬別掉以輕心。和前2週相比，第3週雖然比較辛苦，卻是展現顯著減肥成果的重要時期，希望各位能藉由減少的體重，獲得堅持的力量。

休假日別賴在家中，走出戶外動一動

總而言之，第3週是「增加活動量」的時期，即使是假日，也不能無所事事地待在家裡。就算沒有需要處理的工作，最好還是為自己多製造外出的機會。不管是外出購物、閒逛，或是到公園呼吸新鮮空氣、四處散步，都是不錯的選擇。如果可以，培養爬山或騎自行車等活動性高的興趣，是再好不過了。只要在活動的同時想著會瘦，走出戶外就不是什麼困難的事情。

利用空檔，每小時做一次伸展操

在這個階段，各位應該已經養成做伸展操的習慣了。現在開始，不只早晚兩次，白天上班時，也必須隨時做伸展操。**尤其是一整天坐在辦**

公桌前工作的人，更應該每小時做一次做伸展操。每工作一小時，做伸展操10分鐘，一旦養成這樣的習慣，也能矯正因長期打電腦而造成的駝背。此外，記得隨時縮小腹，累積零碎的運動量，就能消耗比想像中更多的熱量。

少搭電梯，有機會就爬樓梯

上下樓梯可以消耗熱量，增強肌力，特別是吃完午餐後，走樓梯回辦公室，不僅可以促進消化，也可以預防飯後嗜睡的症狀。**如果辦公室與住家位於較高樓層，走樓梯有一定的困難，不妨調整搭電梯與走樓梯的比例，增加走樓梯的頻率即可。**

沒時間運動的人，走樓梯或許是最好的活動機會，走200級階梯約能消耗50卡，若1天走2次，累積消耗的熱量也頗為可觀。其他像是快走也很不錯，更能提高心肺能力。此外，若擔心傷害膝蓋，上下樓梯記得握緊扶手，分散膝蓋承擔的力量。

★ 更嚴格落實用餐時間

減肥時的用餐時間，必須比平常更嚴格。第3週開始，對飲食有一定的熟悉度後，可能就會疏於管理。然而，**三餐定時比任何事情都重要**，以免破壞身體好不容易熟悉的食物攝取模式。

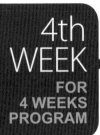

4th
WEEK

FOR
4 WEEKS
PROGRAM

不讓肚子有「餓」的機會，反而瘦得更快

有些人就算每天攝取2000卡的熱量，也能順利消耗；有人每天只攝取800卡，體重依然不斷增加，這是受到「基礎代謝率」的影響而造成的結果。即使是身體條件相同的人，使用不同的攝取方式時，也會產生極大的差異。相較於「吃多少」，「吃什麼？怎麼吃？」更重要。

就算熱量一樣，食物、吃法也會影響結果

減肥的人經常過度執著於卡路里，但是卡路里跟體重一樣，不過是冷冰冰的數據。同樣是2000卡的熱量，暴飲暴食、一餐就吃完的人，和將2000卡分成4次攝取的人，將產生天差地遠的結果。同樣地，即使卡路里一樣多，吃麵包、巧克力與吃雞胸肉、地瓜的人，也會產生截然不同的結果，這就是「減肥餐」為什麼很重要的原因。

感覺餓之前就先填飽肚子，避免亂吃零食

進入第4週後，必須善用「擾亂身體」的技巧，即使是相同的食物，也必須只在身體需要時，才攝取所需的營養。**在身體發出訊號前，預先提供營養，即可施展時間戰術，避免身體產生「渴望多餘養分」的需**

求。身體必需的營養素，只需在正餐時適量攝取即可，善用各種營養食物，調整攝取時間，將能享受更有效率的減肥。

「晚上6點後不吃」是一種迷思，睡前4小時內別吃就好

許多人都有「晚上6點後不能吃東西」的刻板印象，因此會刻意限制食物的攝取量。不過，如果晚睡，反而會因為餓到受不了，造成吃宵夜的後果。由於夜晚的基礎代謝率會逐漸降低，吃宵夜確實會造成身體的負擔，若能規律地攝取定量的優質食物，便不會產生問題。沒必要陷入「晚上6點」的迷思，只要避免在「睡前4小時內」進食即可。

不過分勉強自己，減肥應配合身體狀態進行

前幾週的減肥過程，會使身體的免疫力大幅降低，因此必須維持規律的生活作息。如果身體狀況不佳，也不必太過勉強，充分休息是最重要的。此時，讓身體維持在良好的狀態，就是通往減肥成功的關鍵。

★不吃早餐的人，容易在下一餐吃太多

經過一夜，體內會缺少肝醣，如果沒吃早餐或營養攝取不均，就會造成下一餐吃太多或暴飲暴食。因此，**「早餐」是減肥期間不可或缺的一餐**。把洗乾淨的水果或蔬菜連皮一起吃，能吃到豐富的抗氧化物質或膳食纖維，對於預防便秘、增加飽足感、減少食量都有效果。

4th
WEEK
本週菜單

「集中期」，就要這樣吃！

週次	時段	星期日 ___月___日	星期一 ___月___日	星期二 ___月___日
第4週	早	香菇牛肉粥 276卡／作法見P176	**正常飲食** 白飯2/3碗	青檸鮮蝦沙拉 379卡／作法見P163
	午	什錦雞肉蒟蒻 394卡／作法見P129	想吃什麼都可以	全麥火腿三明治 491卡／作法見P167
	晚	番茄嫩雞肉排 350卡／作法見P127	**正常飲食** 白飯2/3碗	什錦鮮雞湯 354卡／作法見P173
	第四餐	彩椒雞肉咖哩 370卡／作法見P135		什蔬美顏雞肉 340卡／作法見P150

記錄欄	記錄用餐時間			
	記錄運動時間			

任務 mission	生活習慣計畫
	❶ 假日也要維持與平日相同的生活模式。 ❷ 拍攝全身照（含側面、後面）及測量身體各部位尺寸。

	測量身體各部位尺寸		
胸圍	臀圍	腰圍	大腿圍

第4週的
「減肥成果」

第1天起床後（ ）kg

第7天起床後（ ）kg

▶ 體重變化（ ）kg

星期三 ___月___日	星期四 ___月___日	星期五 ___月___日	星期六 ___月___日
南瓜雞肉粥 262卡／作法見P171	番茄雞肉湯 239卡／作法見P175	海藻雞肉 排毒沙拉 310卡／作法見P139	蟹肉鮮濃湯 242卡／作法見P177
墨西哥雞肉捲 378卡／作法見P138	元氣雞肉豆腐 415大卡／作法見P126	低卡雞肉漢堡 406卡／作法見P146	雞肉茶碗蒸 268卡／作法見P136
甜椒炒魷魚 337卡／作法見P158	橙香涮牛肉 398卡／作法見P159	茄汁雞肉球 405卡／作法見P148	番茄嫩雞肉排 350卡／作法見P127
鮮蔬美肌 牛肉絲 413卡／作法見P156	高纖菇菇雞肉 375卡／作法見P140	彩椒雞肉粥 259卡／作法見P172	雞肉輕盈 蘿蔔捲 346卡／作法見P143

運動計畫	飲食計畫
❶ 遵守每天的運動時間。 ❷ 維持每天做50分鐘的有氧運動。	❶ 尋找適合自己的蛋白質替代食品。 ❷ 補充適量的維他命。 ❸ 盡量用減肥餐代替正常吃的時刻。

TIP 注意事項 一旦減肥時間拉長，免疫力可能會降低。服用維他命雖能補充減肥餐無法提供的營養，還是必須配合禁吃零食，才能真正達成減肥計畫。

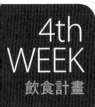

多看鏡中「瘦下來的自己」，
打敗停滯期

4th WEEK 飲食計畫

第4週時，經常會有進入停滯期或出現倦怠的感覺。儘管如此，依然必須與第3週一樣，盡力維持低熱量的減肥餐，再以「維他命」與「蛋白質」補充衰退的體力，全心全意專注於減肥計畫。經過第3及4週後，不論是減肥或生活，都會更有信心，除了當事人感覺到身體的改變外，連旁人也能明顯發現。

多吃新鮮蔬果，叫醒想偷懶的身體

在這個時期，很容易想要放棄減肥，或是對自己減肥的成果感到自滿，因此，必須重新把懶散怠惰的心拉回來。這時，可以多吃新鮮蔬菜與富含維他命C的奇異果、草莓等，對於喚起身體細胞的活力也頗有幫助。這個時候的飲食非常重要，千萬別因一時大意，讓好不容易瘦下的體重毀於一旦。

吃牛肉、大豆，幫助增強體力

過去3週的飲食多以雞胸肉為主，第4週開始，應嘗試攝取不同的蛋白質食品。牛肉、鴨肉、鮪魚、蛋白等，都是可以代替雞胸肉的絕佳食物，還能為麻痺的口味帶來新刺激。**尤其是牛肉與大豆，因為富含優良蛋白質，對於補充衰退的體力大有幫助。**

如果可以，連正常飲食都換成減肥餐

進入第4週後，雖然還是可以正常飲食及吃想吃的食物，但是，多數人都會主動選擇有幫助的食物來吃。如果可以，**最好連正常飲食都換成減肥餐**，為了珍惜過去這段時間的努力與成果，請盡量避免高熱量或刺激性食物。不妨選擇自己最喜歡的減肥料理，代替正常飲食吧！

杜絕任何含糖食物，避免體重突然增加

如果到目前為止，曾經因為各種藉口，在不知不覺中吃下糖果或巧克力，那麼從第4週開始，就必須特別注意。**任何含「糖」的食物，就算只是一片口香糖，也要詳細記錄下來**。此時期的身體對低鹽飲食已經有更進一步的適應，體脂肪也已大幅減少，任何一點食物都可能引起體重劇烈的變化。就算吃進嘴巴的食物，不一定都會變成贅肉，但是，只要體重有些許改變，都會造成心理上極大的影響，要多加留意。

補充維他命，幫助產生抵抗力

第4週時，「補充維他命」非常重要。雖然減肥餐中的蔬菜與水果也有相同作用，但是，飲食中的維他命與其他營養素，無法完全滿足身體的需要。因為這時的免疫力較弱，一旦鬆懈就可能生病，因此，**請務必服用符合自身狀態的維他命保健品。**

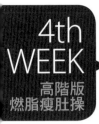

4th WEEK
高階版 燃脂瘦肚操

拉長做操時間，
減掉最後的3公斤

第4週時，多做有氧運動，可大幅降低體脂肪。除了瘦肚操外，每天持續進行40分鐘以上的有氧運動，即可獲得顯著的效果。不論是利用啞鈴或彈力帶的動作，都應逐漸增強難度，對於次數及強度的提升都有幫助。

EXERCISE GUIDE 運動原則

▶ **運動次數**：每週6次
▶ **重複次數**：15次 X 5組
▶ **運動時間**：1小時10分鐘～1.5小時
▶ **運動組合**：伸展操5～10分鐘（見P110），瘦肚操30～40分鐘，有氧運動（任選）50分鐘以上

POSE 1

雙手夾胸

運動部位：胸部

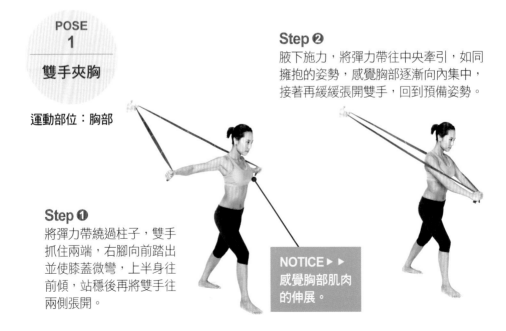

Step ❷
腋下施力，將彈力帶往中央牽引，如同擁抱的姿勢，感覺胸部逐漸向內集中，接著再緩緩張開雙手，回到預備姿勢。

Step ❶
將彈力帶繞過柱子，雙手抓住兩端，右腳向前踏出並使膝蓋微彎，上半身往前傾，站穩後再將雙手往兩側張開。

NOTICE ▶ ▶
感覺胸部肌肉的伸展。

POSE 2

前彎划船

運動部位：背部、腰部

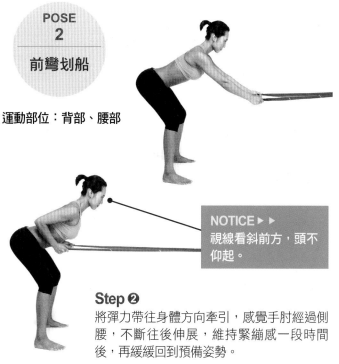

Step ❶
將彈力帶繞過柱子，距離地面約1公尺，雙手握住繩子兩端，雙腳與肩同寬，膝蓋微彎，腰部前傾，上半身盡量與地面平行。

NOTICE ▶ ▶
視線看斜前方，頭不仰起。

Step ❷
將彈力帶往身體方向牽引，感覺手肘經過側腰，不斷往後伸展，維持緊繃感一段時間後，再緩緩回到預備姿勢。

Step ❶
平躺於地面，雙手於頭部兩側伸直，手背平貼地面，雙腳抬起，膝蓋彎曲。

POSE 3

變形卷腹

運動部位：腹部、側腰

Step ❷
將雙手朝膝蓋伸直，用力收縮上腹部使上半身抬起，肩膀約離地10公分，接著再慢慢躺回，頭部不可碰觸地面，重複數次。

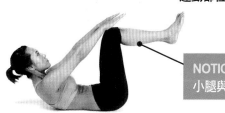

NOTICE ▶ ▶
小腿與地面平行。

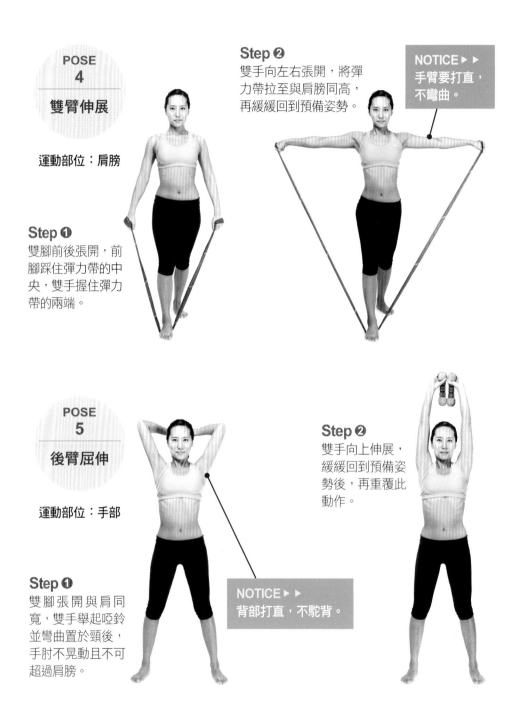

POSE 4

雙臂伸展

運動部位：肩膀

Step ❶
雙腳前後張開，前腳踩住彈力帶的中央，雙手握住彈力帶的兩端。

Step ❷
雙手向左右張開，將彈力帶拉至與肩膀同高，再緩緩回到預備姿勢。

NOTICE ▶ ▶
手臂要打直，不彎曲。

POSE 5

後臂屈伸

運動部位：手部

Step ❶
雙腳張開與肩同寬，雙手舉起啞鈴並彎曲置於頸後，手肘不晃動且不可超過肩膀。

Step ❷
雙手向上伸展，緩緩回到預備姿勢後，再重覆此動作。

NOTICE ▶ ▶
背部打直，不駝背。

POSE
6
雙腳後舉

運動部位：下半身、臀部

Step ❶
雙手張開與肩同寬，彈力帶繞過左腳腳底，雙手朝上抓住彈力帶兩端。

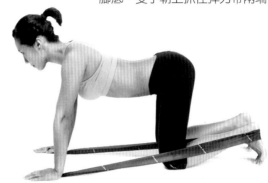

NOTICE ▶ ▶
手臂不可彎曲，要打直。

Step ❷
左腳往後伸展，拉開彈力帶，再緩緩回到預備姿勢。

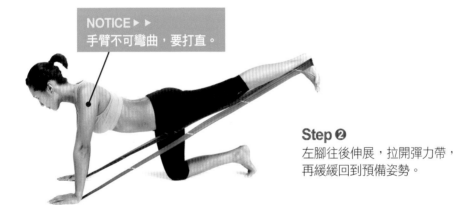

TIP 運動小叮嚀　體重或身體各部位的尺寸若沒有變小，不妨改變動作，像是以5分鐘慢走→10分鐘快走→5分鐘跳躍→5分鐘快走→5分鐘跳躍→5分鐘快走→5分鐘慢走為運動組合，增加變化。另外，**減少啞鈴的重量，增加提舉的次數，都是擺脫停滯期的好方法。**

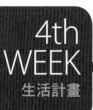

4th WEEK 生活計畫

持續做「瘦肚操」，避免肥肉再度上身

利用過去3週建立適合減肥的生活習慣後，現在是維持習慣，並徹底細分、強化的階段，時時刻刻都不可掉以輕心。總而言之，「增加活動量」來消耗熱量是不可或缺的。減肥就快要結束了，請再稍微忍耐一會兒吧！

選一天不運動，讓身體休息

為了提高效率，第4週的假日也須努力維持與平日相同的生活模式，盡全力做好減肥管理，防止減肥的節奏遭到破壞。即使是週末，起床與睡覺、用餐時間與食量等，都必須與平日一樣，維持一致的生活作息。唯一要注意的是，**可以選一天不做運動，這將有助於肌肉的恢復並減輕體重，讓身體適度休息。**

起床後，空腹慢跑一圈

早上起床後，在空腹的狀態下做有氧運動，對於維持減肥效果有極大的幫助，同時也能加倍消耗體脂肪。不妨早點起床，慢跑社區一圈，30分鐘就夠了！

培養興趣，持續運動

現在起，開始培養能持續的休閒運動吧！如果原本就有特別熱衷的活動，不妨另外培養活動力較高的運動。如果沒有特別喜歡的興趣，不妨藉此加入社團，或是學習新的休閒運動，並把它落實到生活中吧！如果在減肥結束後，還能繼續保有運動習慣，那就再好不過了。

提早一站下車，走路至目的地

把「走路」融入生活中，平常若搭公車或捷運上下班，不妨在目的地的前一站下車，走路到辦公司或回家，這是在第4週時，一定要落實的基本原則。多數上班族很難有時間運動，若一天只做30分鐘的有氧運動，效果並不明顯，必須藉由「走路」增加運動量。最好隨時將輕便的運動鞋放在包包內，找機會走路。

測量身體的尺寸，欣賞改變後的自己

結束減肥後的當天，**把減肥第一天拍攝的照片、身體各部位的尺寸與目前的自己相比。**你將感受到與剛開始減肥時，完全不同的喜悅。累積4週的痛苦，也能在一瞬間煙消雲散。

早晚伸展10分鐘，**軟化僵硬的肌肉**

EXERCISE GUIDE 運動原則

▶ **運動次數**：起床後、就寢前，1天2次以上
▶ **重複次數**：所有動作的左右次數要一樣
▶ **姿勢維持**：到最大限度後，暫停15～30秒
▶ **呼吸方法**：運動前吸氣，運動時緩緩吐氣

POSE 1

上半身側彎

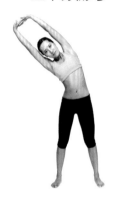

POSE 2

頸部側彎

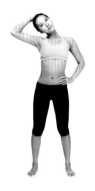

POSE 3

頸部前彎

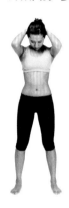

Step ❶
站姿，雙腳張開與肩同寬，雙手十指交扣，向上伸展。

Step ❷
腰部與上半身緩緩向右側彎曲，注意不要其駝背。

Step ❸
注意姿勢不可搖晃，身體不可旋轉，盡可能彎曲腰部。

Step ❹
另一邊重複相同的動作。

Step ❶
腰部挺直，預備姿勢可採取坐姿或站姿。

Step ❷
右手橫越頭部，按住頭部的另一側。

Step ❸
右手按住頭部，往旁牽引，注意肩膀不可往上抬，頭部放鬆。

Step ❹
另一邊重複相同的動作。

Step ❶
站姿，腰部挺直，雙手十指交扣抱住後腦。

Step ❷
雙手將頭部向前壓，直到下巴快要碰到鎖骨。

Step ❸
如果感覺後頸的肌肉被拉開，表示姿勢正確。

伸展操可增加身體的柔軟度，擴展關節的活動範圍，還能預防運動傷害，並提高運動效率。因此，做燃脂瘦肚操前，一定要先做伸展操，幫助加速新陳代謝，促進身體排出廢物，找回活力。

POSE 4

頸部上仰

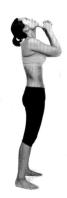

Step ❶
站姿，腰部挺直，雙手十指交扣，用大拇指抵住下巴。

Step ❷
大拇指向上推，視線看向上方。

Step ❸
如果感覺前頸的肌肉被拉開，即為正確姿勢。

POSE 5

手臂伸展

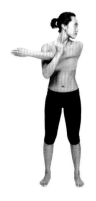

Step ❶
雙腳張開與肩同寬。

Step ❷
左手臂向身體另一側伸直，再用右手臂的手腕扣住手肘。

Step ❸
右手腕緩緩向身體施壓，左手臂放鬆，頭部轉向左方。

Step ❹
換個方向，重複相同的動作。

POSE 6

手臂後壓

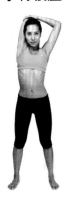

Step ❶
雙腳張開與肩同寬，右手向上，緊貼耳際。

Step ❷
右手肘向後彎曲，自然下垂於背部上方。

Step ❸
左手扣住右手肘，朝頸後緩緩下壓，三頭肌與肩膀放鬆。

Step ❹
換個方向，重複相同的動作。

千萬別誤以為將身體伸展到產生疼痛感，就是伸展操。如果勉強增加身體的活動範圍，可能會造成傷害，在輕鬆活動的範圍內伸展就好。

POSE 7

單腳屈膝

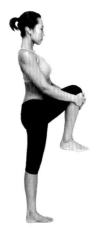

POSE 8

腿後伸展

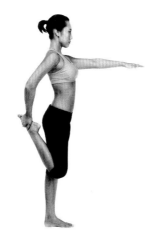

POSE 9

直立前壓

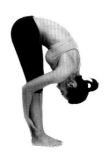

Step ❶
站姿，雙腳張開與肩同寬，右腳膝蓋往前抬起，雙手抱住膝蓋。

Step ❷
將膝蓋推向身體，直到感覺伸展臀部與小腿後方的肌肉為止。

Step ❸
另一側也重複相同的動作。

Step ❶
站姿，雙腳張開與肩同寬。

Step ❷
右腳膝蓋彎曲，右手臂向後伸直，抓住腳踝。如果會重心不穩，可一手貼住牆面，或將手臂伸直取得平衡。

Step ❸
如果感覺大腿前方肌肉被拉開了，即為正確姿勢。

Step ❹
另一側也重複相同的動作。

Step ❶
站姿，雙腳併攏，膝蓋打直。

Step ❷
上半身緩緩前傾，使雙手自然下垂，抓住小腿或腳踝。

Step ❸
彎曲上半身，盡可能使胸部碰觸雙腳。

上半身扭轉

小腿伸展

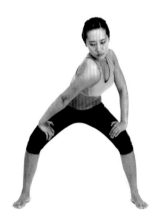

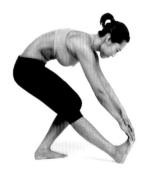

Step ❶
雙腳張開與肩同寬,呈半蹲姿
勢。

Step ❷
雙手置於膝蓋內側,向大腿內側
施力,右肩膀緩緩向前推,扭轉
上半身。

Step ❸
換個方向,另一側也重複相同的
動作。

Step ❶
站姿,雙腳張開與肩同寬,右腳
向前伸直,讓右小腿與地面保持
45度。

Step ❷
右腳的腳後跟碰觸地面,保持右
腳的伸展。

Step ❸
腰部向前彎,雙手抓住右腳尖,
將腳尖往身體牽引,左腳微彎。

Step ❹
換個方向,另一側也重複相同的
動作。

做到5件事，4週就能讓你「大變身」

　　記錄過去4週內的身體改變，不但能帶來自信，也能強化減肥的意志力。但是，千萬別過於執著體重或身體各部位的尺寸，也不用太急躁，相信自己的身體正在不知不覺間慢慢變瘦即可。

1 每週拍攝全身的照片

　　每週拍攝一次全身照，用照片記錄自己逐漸改變的外形，將有助於減肥。拍照時，必須在距離牆面一步左右的位置畫出腳的形狀，同時標示相機的位置，永遠在相同的位置拍照才行。**拍照時的服裝必須保持一致，盡可能只穿內衣就好，貼身的T恤或短褲也不錯。**

2 記錄體重與腰圍的變化

　　為了正確記錄體重的變化，最好每週固定在相同的時間測量。此外，測量腰圍時，應採取標準站姿，從肚臍上方最粗的部分測量。測量尺寸時，將布尺拉到最緊，測量腹部放鬆時的尺寸。

	第 1 週的結果	第 2 週的結果	第 3 週的結果	第 4 週的結果
目前體重				
瘦了幾公斤				
目前腰圍				
腰圍減少的尺寸				

3 每週測驗自我的體能

每週測試體能，將可親身感受肌力與體力的進步。看見訓練次數與時間逐漸增加，自信心與滿足感也將增強，成為減肥成功的力量。

	第 1 週的次數	第 2 週的次數	第 3 週的次數	第 4 週的次數
仰臥起坐				
彎腰				
伏地挺身				
跑步機				

4 體會「身體」的變化

第1週	第2週	第3週	第4週

肩膀肌肉變輕鬆了

消化不良的症狀消失了

面容充滿朝氣了

痘痘明顯減少了

便祕消失了

腰圍改變了

旁人感覺到自己的改變

下巴的線條出現了

5 問自己是否要「繼續減肥」

　　結束4週的減肥計畫後，該是對自己丟出疑問的時刻了，究竟該繼續減肥，還是就此結束？儘管減肥必須持續才有效，不過，最好先問清楚自己的想法，才能認真的做選擇。該繼續減肥嗎？還是專注於維持並管理現狀？如果兩者皆非，那麼要休息一陣子後再重新開始嗎？不妨根據右頁，做出最適合的選擇。

根據自己的情況，選擇下一次的目標吧！

1 決定繼續減肥

現在，你不再需要適應減肥餐，也不必再有「第1週維持正常飲食」的概念，直接從第2週的減肥餐開始即可。運動方面，重複第4週的運動已沒有太大的困難，可以順利進行。唯一要注意的是，**啞鈴的重量與彈力帶的緊繃度，必須視自己的情況適度增加。**

2 決定維持現狀

三餐維持吃兩餐減肥餐、一餐正常飲食的模式。一週至少運動3次以上，以有氧運動與燃脂瘦肚操為主，一次不超過1小時。

3 決定休息一陣子再重新開始

不妨稍微放鬆心情吧！飲食方面，以鹽分或糖分含量最少的食物為主，即使是正常飲食，也建議盡可能均衡攝取碳水化合物與蛋白質、脂肪、礦物質與維他命。一週至少運動3次，按照熱身運動、燃脂瘦肚操、有氧運動的順序，輕鬆地運動吧！

Diet Recipe 52

PART 3

一天吃4餐，照樣瘦！
52道神奇雞肉減肥餐，大口吃也不會胖！

「雞肉減肥法」中的餐點，是由27道主餐、16道輕餐及9道瘦身粥所組成。這些餐點皆為低鹽料理，並以生菜與高蛋白食品為主，符合天然飲食的原則。只要能貫徹每週規定的飲食計畫，不但可以健康瘦身，更能改善不良的飲食習慣。

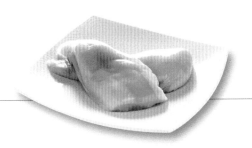

初學者也能上手！
選購與處理食材的方法

高品質料理始於優良的食材，特別是減肥期間，從去市場買菜到處理食材，都必須多加留意，才能輕鬆快樂地準備減肥餐。減肥並非停止攝取食物，唯有秉持「正常吃」、「吃得好」的原則，並徹底落實，才能享受毫無疲勞與負擔的減肥過程。

如何挑選及處理雞胸肉？

❶ 挑選脂肪少、帶有鮮紅色光澤的肉品

挑選厚實、有彈性，表面上帶有鮮紅色光澤的雞胸肉。表面顏色越白，代表越不新鮮，選購時須特別留意色澤。品質最好的雞胸肉約為手掌大小、表面平整；用肉眼觀察時，脂肪含量少。

❷ 一次別買太多，少量多次購買食材

盡可能「少量多次」購買雞胸肉，如果一次購買太多，可用保鮮膜包覆或置於塑膠袋中，再放入冰箱內冷藏，適當的冷藏溫度為0～5度C。**冷藏最好別超過2天，一次購買1人份的雞胸肉即可。**

❸ 將肉品置於水下洗淨

用水沖洗雞胸肉上的脂肪，同時以菜刀或手去除，再清洗乾淨。

如何挑選及處理蔬果？

1 多挑選有機、當季蔬果，製作料理

「雞肉減肥法」的菜單中，包含大量未加熱的生菜沙拉，因此，**請盡量挑選不含農藥或化學肥料的有機蔬果。**尤其是當季水果，不管是味道或養分，都是最優質的。食譜中最常使用番茄與小番茄，其他像蘋果、橘子、柿子、香蕉、鳳梨、奇異果、葡萄等水果，可於早餐或午餐時間適量攝取。

〈食譜中使用的當季水果〉

春	草莓、杏仁、金桔、櫻桃、梅果
夏	香蕉、李子、水蜜桃、香瓜、哈密瓜、西瓜
秋	蘋果、葡萄、柿子、柚子、梨子、無花果、紅棗
冬	橘子、奇異果、柳丁、鳳梨、檸檬

2 少量準備需要的量

蔬果在運送過程中，營養素容易被破壞，尤其又以維他命C較不穩定，若一次大量購買，不只會使新鮮度大打折扣，也會大量耗損營養素。如果覺得清洗蔬菜或水果很麻煩，所以先大量清洗存放，容易使蔬果腐爛，營養素也將受到嚴重破壞。**就算有點麻煩，也請準備每餐所需的分量就好。**

超簡單！
人人都能學會的料理指南

對於平時很少下廚的人來說，食材的處理與分量的拿捏，都不是一件容易的
事。不過，只要多嘗試幾天，熟悉食材分量的測量與調理法後，親手製作料理
就不再是難事了。

事前先準備計量工具

　　準確測量食材的分量，是料理減肥餐的基本要求。分量的不同，將
可能造成卡路里或營養搭配上的差異，準確測量食材後，再依照食譜的
步驟料理。

電子秤

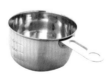

量杯

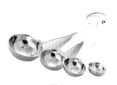

量匙

用手邊的工具代替計量器

　　逐漸熟悉食材的分量後，即使沒有計量器，也能夠以肉眼或廚房中
的任何工具測量。

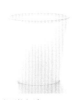

標準紙杯 200ml

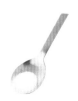

湯匙（粉末）1g

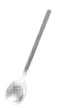

湯匙（液體）1g

各種食材大小與重量比較

熟悉經常使用的食材分量後，之後也能輕鬆用肉眼判斷。

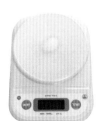

粉末1g

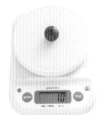

小番茄1顆10g

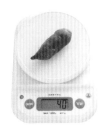

地瓜40g

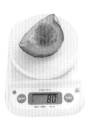

南瓜80g

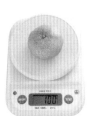

橘子1顆100g

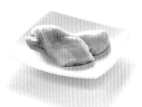

1份雞胸肉100g

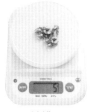

核桃5g

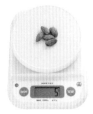

杏仁5g

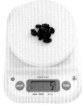

葡萄乾5g

Main Recipe

27道

美味
雞肉主餐
快瘦

這是在「雞肉減肥法」中，最常使用的27道主餐。這些
食譜的目的，在於讓減肥者適應低鹽與高蛋白飲食，並
享受帶來的改變，藉此戒除錯誤的飲食習慣，烹調出健
康的料理。一旦適應這些料理後，將可擺脫刺激性的飲
食，攝取最接近天然飲食的食物。

高纖五彩雞肉沙拉

 材料

雞胸肉100g、番茄40g、當季水果150g、
Oriental Dressing 20g
（作法見下方美味小叮嚀）
生菜沙拉 ▶ 萵苣50g、菊苣20g、皺葉芥菜5g、
紅葉芥菜10g、甜菜葉5g、紫色彩葉甘藍2.5g、
白色彩葉甘藍2.5g、比利時小白菜2g
堅果類 ▶ 杏仁15g、葵花子10g、蔓越莓7g

 食材處理

❶番茄切成瓣狀備用。
❷生菜沙拉切成適當大小，洗淨備用。

 作法

❶洗淨雞胸肉後，灑上鹽、胡椒粉、蒜頭，
置於攝氏150度的烤箱中，烤15分鐘，再切
成4等分。
❷將事先準備好的生菜沙拉盛盤，擺上切好
的雞胸肉，最後搭配番茄。
❸淋上Oriental Dressing，再佐以堅果類。

CHEF SAYS　Oriental Dressing是由橄欖油、醬油、食用醋依1：0.5：0.2的比例，加上少許蒜末、砂糖調製而成。因該醬料鹽度較高，砂糖最好酌量使用。

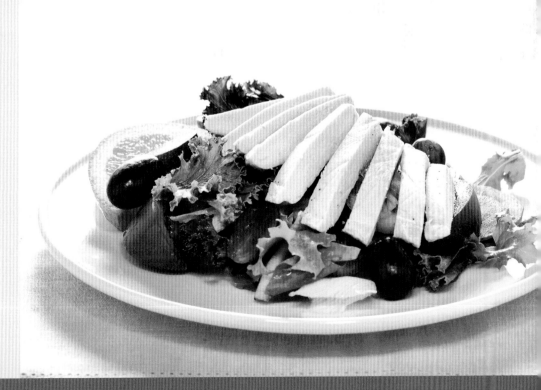

元氣雞肉豆腐 415 kcal

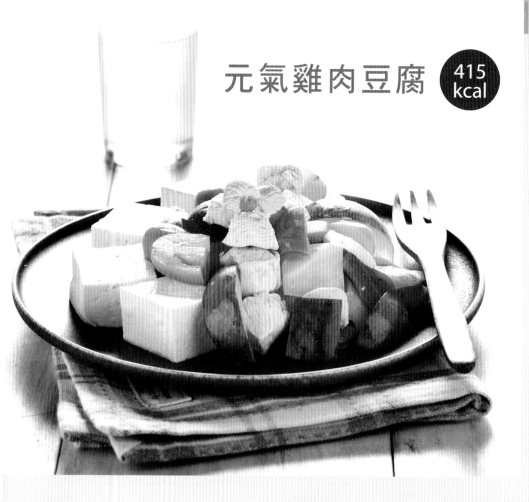

材料

雞胸肉100g、豆腐100g、洋蔥50g、當季水果70g、高麗菜40g、小番茄80g、青椒20g、紅椒20g、蒜頭10g、胡椒粉2g、辣椒醬15ml

堅果類 ▶ 葡萄乾5g、核桃5g、杏仁5g

食材處理

❶ 雞胸肉去除脂肪後，切成長寬約3公分的塊狀，與蒜頭、胡椒粉放入水中汆燙。

❷ 將洋蔥、青椒、紅椒、高麗菜切成長寬約2.5公分的正方形。

❸ 先以廚房紙巾去除豆腐的水分，不需加熱，再把豆腐切成4塊，每塊約25g。

作法

❶ 把洋蔥、青椒、紅椒、高麗菜一起拌炒。

❷ 蔬菜快熟之前，放入雞胸肉稍微拌炒後，再倒入辣椒醬拌炒。

❸ 把炒好的食材放入另一個鍋子內放涼。

❹ 盛入盤中，周圍平均擺上幾塊豆腐。

❺ 以當季水果與小番茄、堅果類裝飾。

CHEF SAYS　汆燙雞胸肉時，先放入蒜頭與胡椒粉，可去除雞肉的腥味，再加上雞肉吃進蒜頭與胡椒的香，更加美味。

番茄嫩雞肉排 350 kcal

材料

洋蔥70g、青花菜40g、南瓜100g、小番茄80g

肉餅 ▶ 雞胸肉110g、青椒20g、紅蘿蔔20g、洋蔥20g、胡椒粉2g

番茄醬60g ▶ 番茄3顆、奧勒岡葉0.5g、羅勒0.5g、水300ml

堅果類 ▶ 杏仁片5g、葡萄乾5g、核桃5g、杏仁5g

食材處理

❶ 雞胸肉去除脂肪後，放入果汁機內打碎。

❷ 把青椒直立後切對半，去除種子；並把洋蔥與紅蘿蔔去皮後洗淨。

❸ 先把青花菜放入滾水中氽燙，再放入冷水中冷卻，接著瀝乾水分。

❹ 將洋蔥切成長寬1.5公分的正方形。

❺ 南瓜直立後切半，去除種子，切成8等分。

作法

❶ 把處理好的青椒、紅蘿蔔、洋蔥放入雞胸肉泥中，再倒入胡椒粉攪拌。

❷ 取70~80g雞胸肉泥，揉捏成圓形肉餅，兩塊肉餅為一餐的分量。

❸ 放入攝氏150度的烤箱烤15分鐘，翻面烤10分鐘。

❹ 青椒放入平底鍋拌炒，再放入自製番茄醬（作法見下方美味小叮嚀）拌炒後放涼。

❺ 把南瓜放入攝氏150度的烤箱中烤15分鐘。

❻ 將兩塊肉餅置於盤上，並放入切成正方形的洋蔥，再淋上自製番茄醬。

❼ 佐以青花菜、小番茄、南瓜、堅果類。

CHEF SAYS

自製番茄醬時，以刀尖在番茄上劃十字後，先氽燙再剝皮，將剝皮後的番茄切塊後，放入300ml的水中煮沸，沸騰後以小火繼續燉煮，直到水分蒸發後，加入羅勒葉與奧勒岡葉即完成。

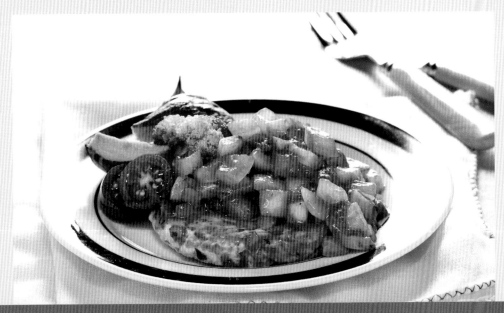

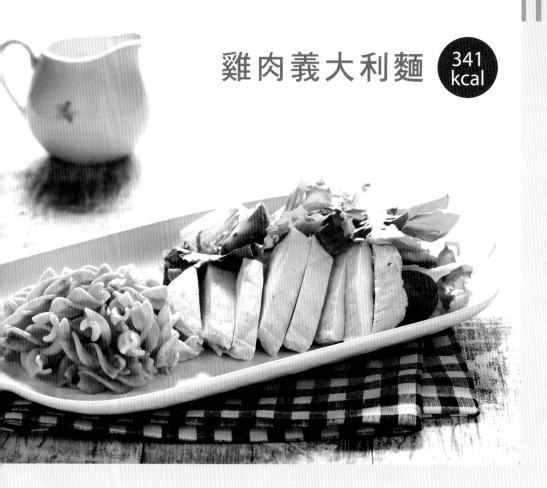

雞肉義大利麵 341 kcal

材料

雞胸肉100g、義大利麵20g、蒜末5g、料理酒5g、洋蔥10g、胡椒粉2g、辣椒醬10ml、小番茄80g
生菜沙拉 ▶ 綜合蔬菜45g、菊苣20g、紅蘿蔔10g、萵苣15g、高麗菜20g、紫甘藍10g
堅果類 ▶ 葡萄乾5g、核桃5g、杏仁5g

食材處理

❶ 先用沸水將義大利麵煮熟，撈起後放涼。
❷ 把雞胸肉與蒜末、胡椒粉、料理酒調味。
❸ 將生菜洗淨後瀝乾，切成適當大小。

作法

❶ 將辣椒醬淋在已冷卻的義大利麵上。
❷ 調味後的雞胸肉置於攝氏150度的烤箱中烤15分鐘，翻面再烤15分鐘後斜切備用。
❸ 在盤子中央擺上生菜沙拉，再整齊放上切好的雞胸肉。
❹ 在盤緣擺上小番茄、堅果類，再放上義大利麵。

CHEF SAYS　義大利涼麵與沙拉非常對味，此外，義大利麵煮熟後，重量會增加3倍，分量拿捏要注意，供讀者參考。

什錦雞肉蒟蒻 394 kcal

 材料

雞胸肉100g、蒟蒻100g、洋蔥50g、青椒
20g、紅椒20g、杏鮑菇40g、紅蘿蔔20g、醬
油10g、料理酒5g、蒜頭10g、馬鈴薯60g、
當季水果70g、小番茄80g
堅果類 ▶ 葡萄乾5g、核桃5g、杏仁5g

食材處理

❶ 將雞胸肉以蒜末、胡椒粉、料理酒醃漬。
❷ 再把處理好的雞胸肉斜切成7～8塊。
❸ 蒟蒻切成長寬2×4公分、厚1公分的大小。
❹ 把青椒、紅椒、紅蘿蔔切成0.3公分厚。
❺ 將杏鮑菇對半切，斜切為0.3公分厚的大小。
❻ 將馬鈴薯洗淨備用。

作法

❶ 把馬鈴薯蒸熟後，置於攝氏150度的烤箱中
　烘烤約5分鐘。
❷ 將雞胸肉汆燙後撈起備用。
❸ 在平底鍋內放入所有蔬菜，與蒟蒻拌炒。
❹ 蔬菜快熟前，放入雞胸肉拌炒。
❺ 倒入少許香辛醬油，拌炒後關火。
❻ 完全放涼後盛於盤中，佐以當季水果、烤
　馬鈴薯與堅果類。

CHEF SAYS 醬油（即調味醬油）指的是採用天然食材熬煮而成的醬油，能夠親手製作當然最好，不過為求便利，少量使用市售產品也沒關係。

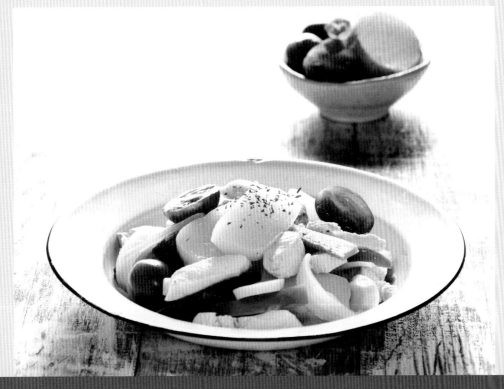

活力雞肉水餃 497 kcal

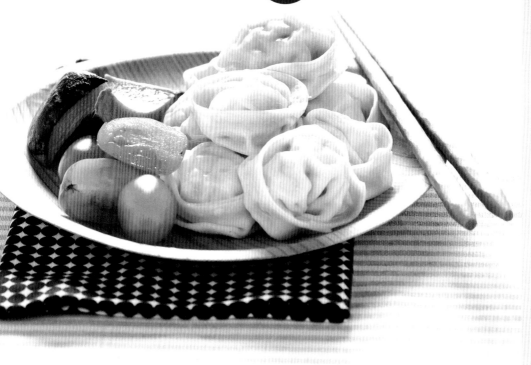

材料

市售餃子皮8張、小番茄80g、紅蘿蔔60g

餃子餡 ▶ 雞胸肉100g、豆腐20g、洋蔥20g、
紅椒10g、韭菜10g、胡椒粉2g、生薑粉1g

堅果類 ▶ 葡萄乾5g、核桃5g、杏仁5g

食材處理

❶ 雞胸肉去除脂肪後洗淨，用果汁機打碎。

❷ 把洋蔥與豆腐、韭菜洗乾淨，瀝乾水分
後，放入果汁機內打碎。

❸ 將紅蘿蔔切成1.5×6公分大小的條狀，準備
3條平均20g的紅蘿蔔條備用。

作法

❶ 將洋蔥、豆腐、紅椒、韭菜泥放入雞胸肉
末中攪拌，灑上胡椒粉，製成餃子餡。

❷ 水餃（作法見下方美味小叮嚀）包好後，
放入蒸籠內蒸8分鐘，也可以沸水煮熟。

❸ 每次吃8顆，搭配小番茄與紅蘿蔔條、堅果
類一起食用。

 CHEF SAYS 請選擇較薄的餃子皮，餃子皮若太
厚，口感會比較乾澀。包水餃時，
先將餃皮攤平，在中央放上適量的內
餡，再把餃皮對折，先按壓中間的部
分，接著將還未密合的餃皮兩側，往
內輕推後對折按壓，使內餡不會溢出
來。水餃有許多種包法，讀者可選擇
自己習慣的方式包水餃。

碳烤菲力雞排 354 kcal

 材料

雞腰內肉100g、小番茄70g、蒜末5g、料理酒5g、洋蔥10g、胡椒粉2g、青花菜40g
烤蔬菜 ▶ 馬鈴薯30g、地瓜40g、茄子40g、紅蘿蔔40g、青南瓜50g、洋蔥60g
堅果類 ▶ 葡萄乾5g、核桃5g、杏仁5g

食材處理

❶ 馬鈴薯與地瓜對半切後,再切成圓片狀。
❷ 青南瓜斜切成25g的塊狀,一次用2塊。
❸ 整條紅蘿蔔與茄子斜切成塊狀,每塊平均20g,一次使用2塊。
❹ 洋蔥切塊,一塊約30g。
❺ 青花菜汆燙後放入水中冷卻,再瀝乾。
❻ 洗淨雞腰內肉,以蒜末、胡椒粉、料理酒醃漬。

作法

❶ 將雞腰內肉切成4等分,置於攝氏150度的烤箱中烤15分鐘,翻面再烤15分鐘。
❷ 把青南瓜、洋蔥、茄子、紅蘿蔔烘烤約10分鐘,直到出現淺褐色後,再取出冷卻。
❸ 將馬鈴薯與地瓜烘烤約15分鐘。
❹ 把烤好的蔬菜與小番茄、堅果類盛於盤中,加以擺飾。
❺ 另一側擺上烤好的雞胸肉。

 CHEF SAYS 請盡量選擇當季的蔬菜來烘烤,特別推薦使用南瓜或菇類。

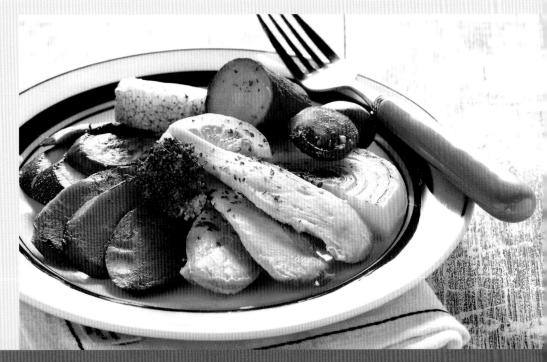

綜合菇炒雞肉 381 kcal

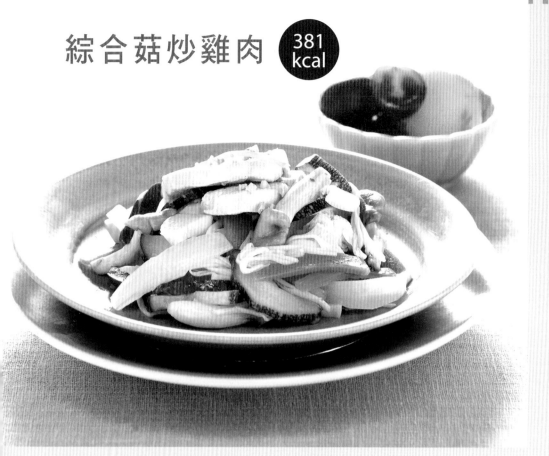

材料

雞胸肉100g、洋蔥50g、紅蘿蔔30g、青南瓜20g、杏鮑菇40g、秀珍菇50g、金針菇30g、青椒10g、紅椒10g、胡椒粉2g、馬鈴薯60g、當季水果70g

堅果類 ▶ 葡萄乾5g、核桃5g、杏仁5g

食材處理

❶ 去除雞胸肉的脂肪後洗乾淨，順紋切成7塊。
❷ 洋蔥、青椒、紅椒切成0.3公分厚的大小。
❸ 將青南瓜切成0.3公分厚的半月形。
❹ 紅蘿蔔斜切成0.2公分厚的大小。
❺ 切除秀珍菇與金針菇的底部。
❻ 切除杏鮑菇切的底部後，再斜切成片。

作法

❶ 先拌炒蔬菜，再放入雞胸肉一起炒。
❷ 快熟之前，灑上胡椒粉攪拌，關火冷卻。
❸ 把馬鈴薯洗淨後蒸熟，置於攝氏150度的烤箱中烘烤約5分鐘。
❹ 待食材冷卻後盛盤，搭配馬鈴薯與當季水果、堅果類一起食用。

 CHEF SAYS 若雞胸肉有腥味，可用水和牛奶，以1：1的比例，加上食用醋10～20ml攪拌，把切好的雞胸肉放入醃漬，約30分鐘即可去除腥味。

雞肉蒟蒻輕沙拉 287 kcal

材料

雞胸肉100g、南瓜100g、小番茄80g、蒜末5g、料理酒5ml、胡椒粉2g

蒟蒻絲沙拉 ▶ 蒟蒻絲100g、洋蔥15g、紫甘藍15g、高麗菜25g、黃椒10g、紅椒10g、青椒10g、辣椒醬10ml

堅果類 ▶ 葡萄乾5g、核桃5g、杏仁5g

食材處理

❶ 雞胸肉去除脂肪後洗淨,以料理酒、蒜頭、胡椒粉醃漬。

❷ 生菜切成適當大小,洗淨後瀝乾。

❸ 蒟蒻絲洗淨後,切成適當大小,再用濾網瀝乾水分。

❹ 南瓜切成8等分,去除種子後洗淨。

作法

❶ 將瀝乾水分的蒟蒻絲與生菜沙拉放入調理盆內,倒入辣椒醬攪拌。

❷ 把攪拌好的蔬菜與蒟蒻絲盛於盤內。

❸ 將醃漬好的雞胸肉置於攝氏150度的烤箱中,烘烤15分鐘,翻面後再烤15分鐘,待冷卻後斜切,擺在沙拉上。

❹ 將備好的南瓜置於攝氏150度的烤箱中,烤10分鐘後取出冷卻。

❺ 周圍放上南瓜與小番茄、堅果類裝飾。

 CHEF SAYS 蒟蒻的熱量低,是最好的減肥食品。如麵條般細長的蒟蒻絲,被廣泛用於料理中,各大賣場皆可買到。

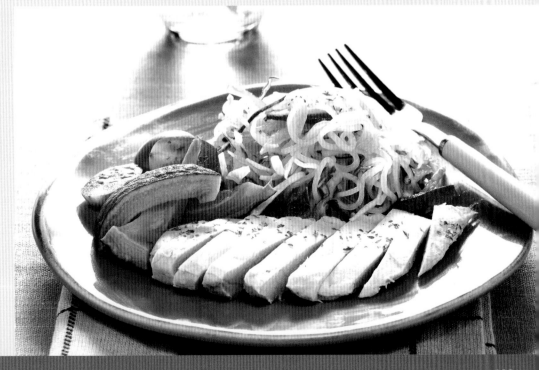

燃脂辣雞沙拉

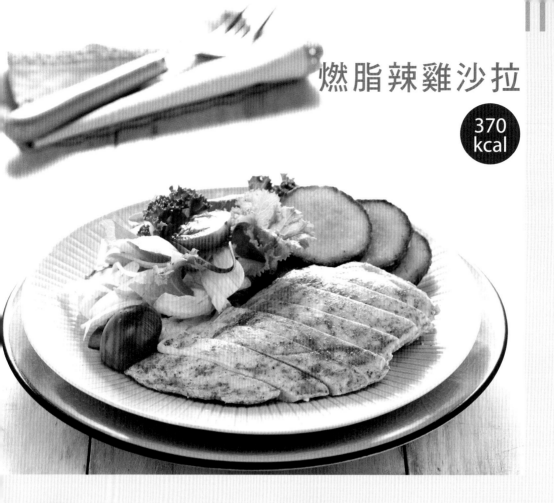

370
kcal

 材料

雞胸肉100g、蒜末5g、料理酒5ml、洋蔥
10g、胡椒粉2g、辣椒醬10ml、地瓜80g、小
番茄80g
生菜沙拉 ▶ 綜合蔬菜45g、紅蘿蔔10g、萵苣
15g、高麗菜20g、紫甘藍10g、菊苣20g
堅果類 ▶ 葡萄乾5g、核桃5g、杏仁5g

食材
處理

❶ 雞胸肉去除脂肪後洗淨,再放入蒜頭、胡椒
　粉、料理酒、辣椒醬攪拌,醃漬約10分鐘。
❷ 把生菜切成適當大小後洗淨瀝乾。
❸ 洗淨地瓜後,切80g備用。

 作法

❶ 把地瓜蒸熟後,置於攝氏150度的烤箱中,
　烘烤約5分鐘。
❷ 將備好的雞胸肉置於攝氏150度的烤箱中,
　烘烤15分鐘,翻面再烤15分鐘。
❸ 把沙拉盛於盤中,擺上小番茄裝飾。
❹ 將烤好的醬燒雞胸肉斜切成適合入口的大
　小,放在沙拉上。
❺ 再於沙拉周圍放上備好的地瓜、堅果類。

 CHEF SAYS　辣椒醬的種類相當多,有口味偏甜
的甜辣醬、偏辣的「是拉差辣椒醬
(Sriracha Chile Sauce)」等,請依照
食物屬性使用。唯一要注意的是,請
盡可能選擇鹽度5%以下的產品。

彩椒雞肉咖哩 370 kcal

材料

雞胸肉100g、紅蘿蔔50g、去皮馬鈴薯50g、
青椒20g、紅椒10g、洋蔥50g、咖哩粉10g、
南瓜100g、小番茄80g
堅果類 ▶ 葡萄乾5g、核桃5g、杏仁5g

食材處理

① 雞胸肉切成長寬3公分的方塊。
② 紅蘿蔔與馬鈴薯切成長寬2.5公分的方塊。
③ 洋蔥與彩椒切成長寬2.5公分的正方形。
④ 咖哩粉加入水中攪拌，使其融化。
⑤ 南瓜切成8等分，去除種子。

作法

① 把紅蘿蔔與馬鈴薯放入鍋內蒸熟。
② 雞胸肉放入沸騰的水中煮5分鐘。
③ 將洋蔥與彩椒放入平底鍋內拌炒。待洋蔥
　 與彩椒快熟時，再放入馬鈴薯與紅蘿蔔、
　 雞胸肉拌炒。
④ 放入融化的咖哩，稍微拌炒後，關火放涼。
⑤ 將備好的南瓜放入攝氏150度的烤箱中，烘
　 烤10分鐘，取出後靜置冷卻。
⑥ 將咖哩盛入碗中，再擺上南瓜與小番茄、
　 堅果類搭配。

CHEF SAYS 請先把馬鈴薯與紅蘿蔔煮熟備用，因為
若與雞胸肉一起煮，馬鈴薯容易散開。

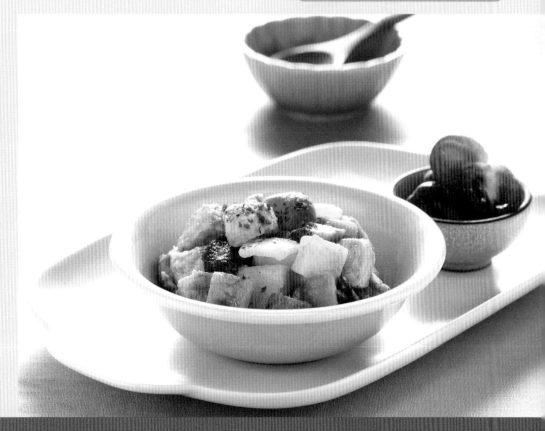

雞肉茶碗蒸

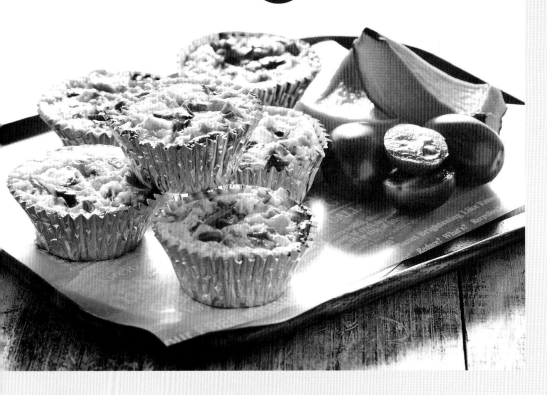

 材料

雞胸肉30g、紅蘿蔔45g、洋蔥45g、紅椒20g、蛋白115g、蛋黃15g、南瓜100g、胡椒粉5g、小番茄80g

堅果類 ▶ 葡萄乾5g、核桃5g、杏仁5g

食材處理

❶ 雞胸肉洗淨後切成肉丁備用。
❷ 紅蘿蔔、洋蔥、紅椒切碎備用。
❸ 將4顆蛋白、1顆蛋黃打勻,以濾網過篩。
❹ 南瓜切成8等分,去除種子後洗淨備用。

 作法

❶ 將雞胸肉丁與蔬菜丁放入過篩的雞蛋中,灑上胡椒粉後攪拌。
❷ 將準備好的材料倒入烘焙杯(直徑4~4.5公分)內,約9分滿,一次準備6個烘焙杯。
❸ 將烘焙杯放入鍋內蒸10~13分鐘。
❹ 把南瓜置於攝氏150度的烤箱中,烘烤10分鐘後,取出冷卻。
❺ 料理擺盤,佐以南瓜與小番茄、堅果類。

 CHEF SAYS 烘烤時,請先預熱烤箱,提高溫度將可縮短烤熟雞蛋所需的時間。

三色凍雞肉沙拉 318 kcal

 材料

雞胸肉100g、蒜末5g、料理酒5ml、洋蔥
10g、胡椒粉5g、小番茄80g
三色凍 ▶ 綠豆涼粉50g、橡實凍50g、蕎麥凍
50g（可至韓國食品材料行購買）
生菜沙拉 ▶ 綜合蔬菜45g、紅蘿蔔10g、萵苣
15g、高麗菜20g、紫甘藍10g、菊苣20g
堅果類 ▶ 葡萄乾5g、核桃5g、杏仁5g

 食材處理

❶ 將三色凍切成適合入口的大小備用。
❷ 雞胸肉去除脂肪後洗淨，以蒜末、料理
　酒、胡椒粉醃漬約30分鐘。
❸ 生菜切成適合入口的大小後洗淨瀝乾。

作法

❶ 將醃漬好的雞胸肉置於攝氏150度的烤箱
　中，烘烤15分鐘後，翻面再烤15分鐘，取
　出冷卻。
❷ 將沙拉盛於盤中。
❸ 將烤好的雞胸肉切片，整齊擺在沙拉上。
❹ 將三色凍擺在沙拉旁，再放上小番茄、堅
　果類。

CHEF SAYS 橡實凍有助於排出體內的重金屬與有害物
質，還有增加飽足感、消除疲勞、預防成
人疾病的效果，是絕佳的減肥食品。

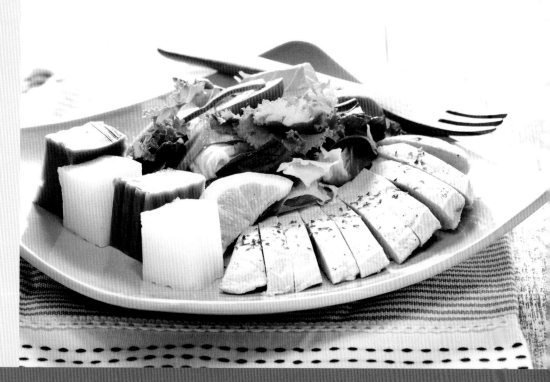

墨西哥雞肉捲 378 kcal

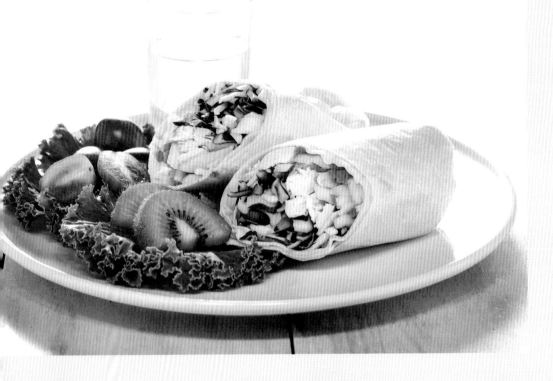

 材料

雞胸肉100g、8吋墨西哥餅皮1張、洋蔥
20g、紫甘藍20g、高麗菜20g、紅蘿蔔20g、
蒜末5g、料理酒5ml、胡椒粉2g、芥末醬
15ml、當季水果70g、小番茄80g
堅果類 ▶ 葡萄乾5g、核桃5g、杏仁5g

食材處理

❶ 雞胸肉去除脂肪後洗淨,以料理酒、胡椒
　粉、蒜末醃漬約30分鐘。
❷ 洋蔥與紅蘿蔔切成0.2公分厚的條狀。
❸ 紫甘藍與高麗菜切成0.2公分厚的大小,再
　攪拌混合。

作法

❶ 將雞胸肉置於攝氏150度的烤箱中,烘烤15
　分鐘後,翻面再烤15分鐘,取出後放涼。
❷ 順著紋路將雞胸肉切成4等分的長條。
❸ 在桌上鋪上保鮮膜,攤開墨西哥餅皮,放
　上紅蘿蔔與洋蔥,塗上芥末醬後,再放上
　雞胸肉。
❹ 將紫甘藍與高麗菜放在雞胸肉上,捲起墨
　西哥餅皮,注意不要弄破。接著再用保鮮
　膜包起墨西哥雞肉捲,斜切成2等分。
❺ 可搭配當季水果、小番茄、堅果類一起食用。

 CHEF SAYS 以保鮮膜包覆墨西哥餅皮,會更容易
捲起,料理便能輕鬆又簡單。

海藻雞肉排毒沙拉 310 kcal

材料

雞胸肉100g、蒜末5g、料理酒5ml、洋蔥10g、胡椒粉2g、地瓜80g、海藻100g（海帶、洋栖菜等皆可）、小番茄80g

生菜沙拉 ▶ 洋蔥30g、高麗菜40g、紅椒及黃椒各20g

堅果類 ▶ 葡萄乾5g、核桃5g、杏仁5g

食材處理

❶ 雞胸肉去除脂肪後洗淨，以蒜末、料理酒、胡椒粉醃漬30分鐘以上。

❷ 將生菜切成0.2公分厚的大小。

❸ 準備海帶、羊栖菜、裙帶菜等海藻類食材。清洗完畢後，先切成適合入口的長度，再瀝乾水分。

❹ 洗淨地瓜後，切成80g左右的分量。

作法

❶ 把地瓜蒸熟後，置於攝氏150度的烤箱中，烘烤約15分鐘。

❷ 生菜洗淨後瀝乾，加入海藻一起攪拌。

❸ 把雞胸肉放入攝氏150度的烤箱中，烘烤15分鐘後，翻面再烤15分鐘。

❹ 將攪拌好的蔬菜與海鮮沙拉盛於盤中，把雞胸肉切片後，擺在沙拉上。

❺ 接著再佐以地瓜與小番茄、堅果類。

 CHEF SAYS 把海藻類的食材浸泡於水中，可去除淤泥；如果一次購買太多，可先置於冰箱的冷凍庫，下次要用時再取出。

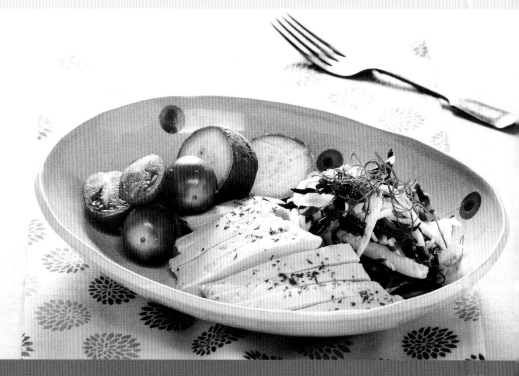

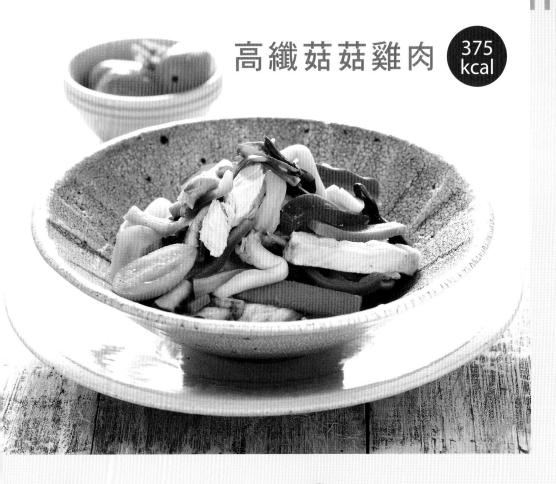

高纖菇菇雞肉 375 kcal

材料

雞胸肉100g、青椒20g、紅椒20g、洋蔥
50g、紅蘿蔔20g、杏鮑菇20g、秀珍菇25g、
韭菜30g、蒜末10g、料理酒5ml、胡椒粉
2g、蠔油5ml、馬鈴薯80g、小番茄80g
堅果類 ▶ 葡萄乾5g、核桃5g、杏仁5g

食材
處理

❶ 雞胸肉去除脂肪後，以蒜末5g、料理酒、
　胡椒粉醃漬30分鐘以上。

❷ 洋蔥、青椒、紅蘿蔔、杏鮑菇及秀珍菇切
　成0.4公分厚的大小備用。

❸ 韭菜切成6公分長。

❹ 馬鈴薯洗淨後，切成80g左右的分量備用。

作法

❶ 先將馬鈴薯蒸熟，然後再放入攝氏150度的
　烤箱中，烘烤5分鐘。

❷ 把醃漬好的雞胸肉，放入沸水中煮5分鐘，
　再取出靜置冷卻，然後順著肉的紋路撕開。

❸ 將洋蔥、青椒、紅蘿蔔、杏鮑菇、秀珍菇
　放入平底鍋中拌炒。

❹ 蔬菜快熟之前，放入雞胸肉拌炒，再倒入
　蒜末與蠔油，待食材全熟後關火，再放入
　韭菜拌炒。

❺ 將炒好的料理取出，冷卻後盛於盤上。

❻ 佐以馬鈴薯與小番茄、堅果類即可完成。

CHEF SAYS　拌炒時，韭菜一定要最後放。因為韭菜不耐熱，
　　　　　　與其他食材同時拌炒，容易變得軟爛。

菲力雞肉沙拉 343 kcal

 材料

雞腰內肉100g、蒜末5g、料理酒5g、洋蔥
10g、胡椒粉3g、當季水果150g、小番茄50g
生菜沙拉 ▶ 綜合蔬菜45g、紅蘿蔔10g、萵苣
15g、高麗菜20g、紫甘藍10g、菊苣20g
堅果類 ▶ 葡萄乾5g、核桃5g、杏仁5g

食材 處理

❶ 雞腰內肉去除脂肪後洗淨,以蒜末、料理
　酒、胡椒粉醃漬30分鐘以上。
❷ 生菜切成適當大小,洗淨後瀝乾水分。
❸ 將3種當季水果洗淨,切塊備用。(可自行
　選擇喜愛的當季新鮮水果)

作法

❶ 醃漬好的雞腰內肉放入攝氏150度的烤箱
　中,烘烤15分鐘後,翻面再烤15分鐘,取
　出靜置冷卻。
❷ 把生菜盛於盤中,再擺上雞腰內肉。
❸ 在生菜旁放置準備好的新鮮水果。
❹ 盤子周圍可佐以小番茄、堅果類。

 CHEF SAYS 當季的水果最新鮮,也是減肥料理的最佳夥伴,可自行選擇喜歡的水果。不過,部分水果甜分較高,如西瓜、芒果等,要注意攝取量,不可過量食用。

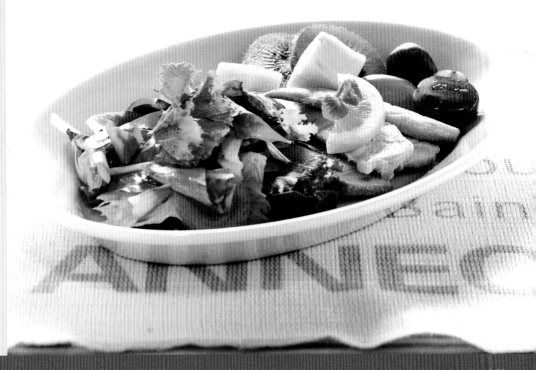

低卡紫茄雞肉 378 kcal

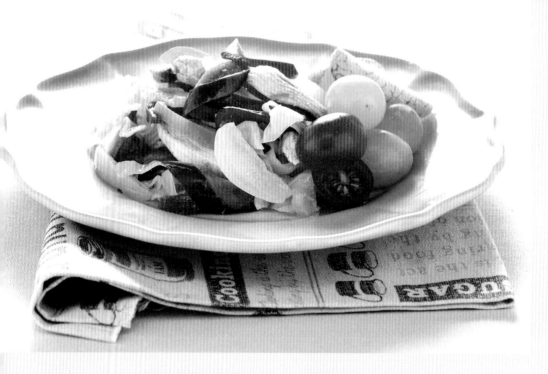

材料

雞胸肉100g、洋蔥50g、茄子40g、紅蘿蔔20g、青椒20g、紅椒20g、高麗菜40g、蒜頭5g、胡椒粉2g、料理酒5g、辣椒醬10g、馬鈴薯10g、小番茄80g

堅果類 ▶ 葡萄乾5g、核桃5g、杏仁5g

食材處理

1. 洋蔥、紅椒及青椒切成0.3公分厚的大小。
2. 切除茄子底部後，再斜切成0.3公分厚。
3. 高麗菜切成2公分厚的大小。
4. 馬鈴薯洗淨後，切成80g左右的分量。

作法

1. 把馬鈴薯蒸熟後，置於攝氏150度的烤箱中，烘烤約5分鐘。
2. 把雞胸肉切成7塊，放入胡椒粉、蒜末，在水中煮5分鐘。
3. 將洋蔥、茄子、青椒、紅椒放入平底鍋內，接著再放入雞胸肉一起拌炒。
4. 等蔬菜快要熟時，放入高麗菜拌炒，並加入辣椒醬攪拌，最後關火。
5. 盛盤後，佐以馬鈴薯與小番茄、堅果類。

CHEF SAYS 有些人討厭茄子特有的軟爛口感，建議將茄子曬乾後再使用，除了可以去除軟爛感，還能增加酥脆的口感。

雞肉輕盈蘿蔔捲 346 kcal

材料

雞胸肉120g、蒜末5g、料理酒5ml、青椒
45g、紅椒45g、黃椒45g、白蘿蔔1個、南瓜
100g、小番茄80g
堅果類 ▶ 葡萄乾5g、核桃5g、杏仁5g

**食材
處理**

❶ 雞胸肉去除脂肪後,以蒜末、料理酒、胡
　椒粉醃漬30分鐘以上。
❷ 去除彩椒類(紅椒、青椒、黃椒)的蒂與
　種子,切成0.5公分厚,洗淨後瀝乾。
❸ 去除南瓜的種籽,切成100g後洗淨。
❹ 蘿蔔削成薄片,瀝乾水分後備用。

作法

❶ 將雞胸肉置於攝氏150度的烤箱中,烘烤15
　分鐘,翻面後再烤15分鐘。
❷ 南瓜放入攝氏150度的烤箱中烤10分鐘。
❸ 烤過的雞胸肉斜切成9塊。
❹ 青椒、紅椒、黃椒各取1塊,再搭配1塊雞
　胸肉,放在蘿蔔薄片上捲起來,共做成9條
　蘿蔔捲。
❺ 將9條蘿蔔捲整齊擺在盤子上,佐以小番茄
　與南瓜、堅果類。

CHEF SAYS 把蘿蔔削成薄片後,可用7：1的比例調
和水與食用醋,再將蘿蔔浸泡於內。也
可依照各人喜好,酌量加入口感爽脆的
蔬菜;放入冰箱中冷藏再取出食用,滋
味更清爽。

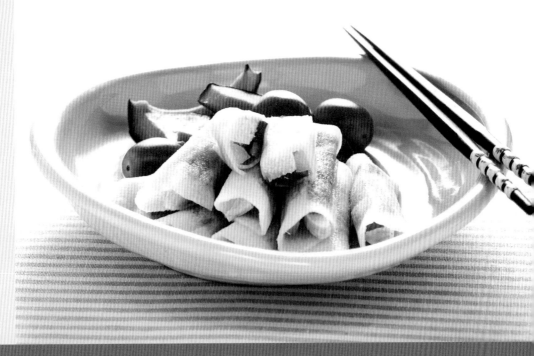

涼拌雞肉沙拉

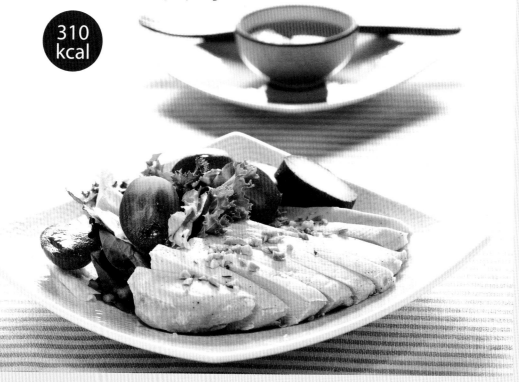

310
kcal

材料

雞胸肉100g、蒜末5g、料理酒5ml、洋蔥
10g、胡椒粉5g、地瓜50g、小番茄80g
生菜 ▶ 綜合蔬菜（任選）45g、紅蘿蔔10g、
萵苣15g、高麗菜20g、紫甘藍10g
沙拉醬 ▶ 芥末醬5ml、紅醋10ml、水30ml
堅果類 ▶ 葡萄乾5g、核桃5g、杏仁5g

食材
處理

❶ 雞胸肉洗乾淨後，以蒜末、胡椒粉、料理
酒醃漬30分鐘以上。
❷ 把紫甘藍、高麗菜全部切絲，萵苣、綜合蔬
菜則切成適當大小，將所有蔬菜浸泡後瀝乾。
❸ 地瓜洗淨後，切成80g左右的分量。
❹ 將水、紅醋、芥末醬以3：1：0.5的比例混
合，製成沙拉醬。

作法

❶ 把地瓜蒸熟後，置於攝氏150度的烤箱中，
烘烤約15分鐘。
❷ 將雞胸肉置於攝氏150度的烤箱中，烤約15
分鐘，翻面再烤15分鐘後斜切成7等分。
❸ 將混合後的蔬菜盛盤，與雞胸肉同放在沙
拉上。
❹ 在沙拉周圍整齊擺上地瓜與小番茄。
❺ 淋上沙拉醬，灑上堅果類。

CHEF
SAYS

沙拉醬是用途相當廣的醬料，熟記材料混合的比
例，可依喜好自行添加於沙拉上，提升料理的美
味度。

雞肉鮮果炒飯 435 kcal

 材料

雞胸肉100g、糙米25g、白米25g、洋蔥50g、青椒20g、紅蘿蔔20g、杏鮑菇40g、韭菜20g、紅椒20g、蠔油5ml、蒜末5g、胡椒粉5g、當季水果70g、小番茄80g

 食材處理

❶ 雞胸肉洗淨後切碎成肉丁。
❷ 將白米與糙米混合後煮熟。
❸ 韭菜切成0.5公分長。
❹ 將其他蔬菜全部切碎。

 作法

❶ 把雞胸肉丁與蒜末、胡椒粉一起拌炒。
❷ 雞胸肉炒熟後,除了韭菜之外,其餘蔬菜全部放入一起拌炒。
❸ 全部炒熟後,以濾網瀝乾水分。
❹ 將白飯放入平底鍋內,與瀝乾水分的蔬菜、雞胸肉一起拌炒,再倒入蠔油、韭菜,接著關火。
❺ 盛盤後,佐以小番茄與當季水果。

 CHEF SAYS 炒雞胸肉丁時,可以放入少許食用醋,能去除雞肉特有的腥味。

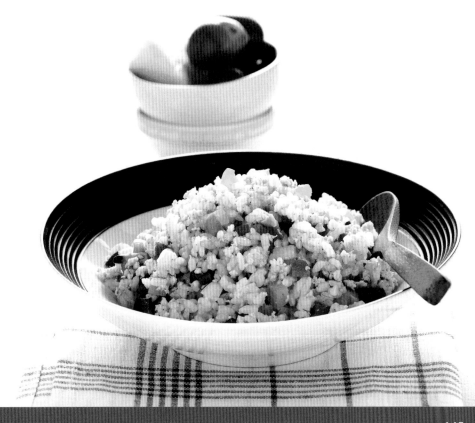

低卡雞肉漢堡 406 kcal

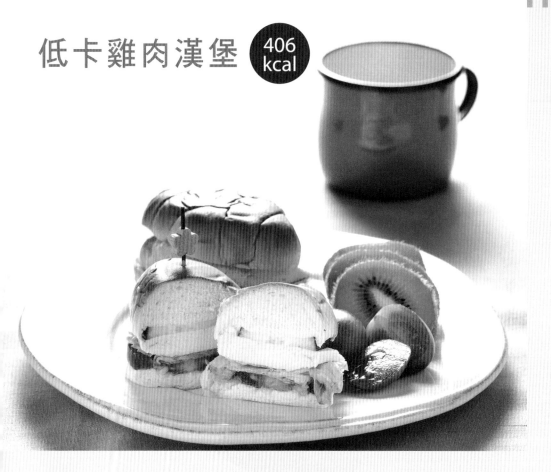

 材料

餐包2個、雞胸肉100g、蒜末5g、料理酒
5ml、胡椒粉5g、洋蔥10g、大番茄30g、小
黃瓜10g、萵苣10g、當季水果70g、小番茄
80g
堅果類 ▶ 葡萄乾5g、核桃5g、杏仁5g

 **食材
處理**

❶ 雞胸肉切成2等分，以蒜末、料理酒、胡椒
粉醃漬30分鐘以上。
❷ 洋蔥切成0.2公分厚的薄片，拌炒後放涼。
❸ 大番茄切成0.3公分厚的半月形薄片。
❹ 小黃瓜去皮，整條斜切。
❺ 萵苣切成適合夾入餐包的大小。

 作法

❶ 將雞胸肉放入攝氏150度的烤箱中，烘烤10
分鐘後，翻面再烤10分鐘後放涼。
❷ 把餐包切成一半，依序夾入1塊烤好的雞胸
肉、炒過的洋蔥、1片大番茄、萵苣，共做
2個漢堡。
❸ 盛盤後佐以當季水果、小番茄、堅果類。

**CHEF
SAYS** 用餐包做成的雞胸肉漢堡，適合帶便當，
若選擇黑麥餐包，對減肥會更有幫助。

燻雞代謝沙拉 356 kcal

 材料

市售煙燻雞胸肉100g、地瓜80g、小番茄80g
生菜沙拉 ▶ 蔬菜任選45g、紅蘿蔔10g、萵苣
15g、高麗菜20g、紫甘藍10g、菊苣20g
堅果類 ▶ 葡萄乾5g、核桃5g、杏仁5g

食材處理

❶ 煙燻雞胸肉解凍後，再瀝乾水分。
❷ 生菜切成適當大小後洗淨，瀝乾水分。
❸ 地瓜洗淨後，切成80g左右的分量。

 作法

❶ 先把地瓜蒸熟，然後置於攝氏150度的烤箱中，烘烤約15分鐘。
❷ 將生菜盛入盤子中央，再放入切成7等分的煙燻雞胸肉。
❸ 接著佐以地瓜與小番茄、堅果類。

 CHEF SAYS 建議直接購買市售的煙燻雞胸肉即可，不過，煙燻雞胸肉的鹽分較高，需留意營養成分後再食用。

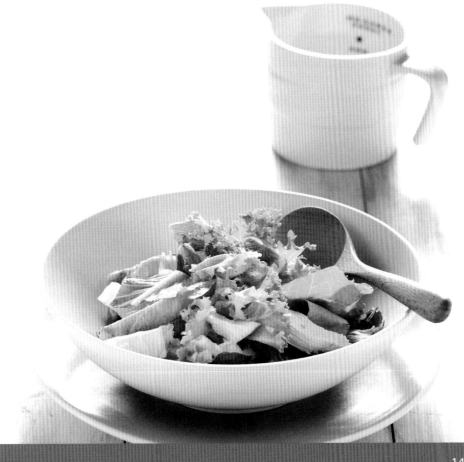

茄汁雞肉球 405 kcal

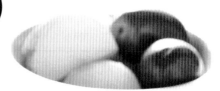

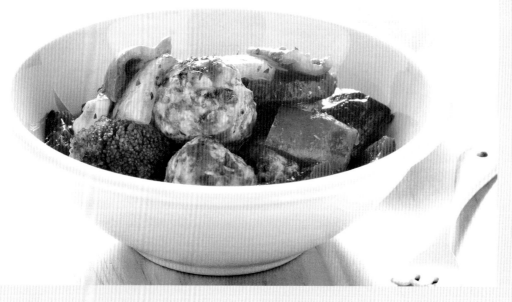

 材料

洋蔥50g、青椒30g、番茄醬50ml、青花菜
40g、地瓜80g、小番茄80g
雞肉球 ▶ 雞胸肉100g、紅蘿蔔40g、洋蔥60g
堅果類 ▶ 葡萄乾5g、核桃5g、杏仁5g

 食材處理

❶ 雞胸肉、紅蘿蔔及洋蔥切碎備用。

❷ 洋蔥與青椒切成長寬2.5公分的正方形。

❸ 青花菜放入沸水中汆燙，再放入冷水中冷
　卻，瀝乾水分。

❹ 地瓜洗淨，切成80g左右的分量。

 作法

❶ 地瓜蒸熟後，置於攝氏150度的烤箱中，烤
　5分鐘。

❷ 將紅蘿蔔與洋蔥、胡椒粉放入雞胸肉泥中
　攪拌。

❸ 取少許雞肉泥，捏成球狀，共製作6個雞肉
　球，再放入蒸籠中蒸約14分鐘後放涼。

❹ 將洋蔥與青椒放入平底鍋內拌炒，再放入
　番茄醬，要注意火候，不要炒得太熟。

❺ 拌炒均勻後，再加入雞肉球拌炒。

❻ 將6顆雞肉球盛盤，淋上剩餘的醬汁與蔬菜。

❼ 再擺上青花菜、地瓜、小番茄、堅果類。

 CHEF SAYS 雞肉球煮熟後，口感會硬一些，可和蔬
菜與番茄醬一起吃，會更好入口。

醬燒雞肉串 373 kcal

 材料

雞胸肉150g、罐頭鳳梨10g、洋蔥70g、青椒
10g、紅椒10g、黃椒10g、花生碎末5g、烤
肉醬10ml、南瓜100g、小番茄80g

堅果類 ▶ 葡萄乾5g、核桃5g、杏仁5g

食材處理

❶ 雞胸肉去除脂肪後洗淨,斜切成每塊約19g
的雞胸肉片。

❷ 把洋蔥與青、紅、黃椒切成0.2公分厚。

❸ 取出一片鳳梨,切成4小塊。

❹ 南瓜去除種子,切成每塊100g的分量,洗
淨後備用。

作法

❶ 南瓜置於攝氏150度的烤箱中烤10分鐘。

❷ 將洋蔥與彩椒放入平底鍋內拌炒後放涼。

❸ 拿一支竹籤,插上1片鳳梨、2片雞胸肉。

❹ 將雞胸肉串整齊放置於烤盤上,置於攝氏
150度的烤箱中,烘烤約15分鐘。

❺ 把雞胸肉串取出,待其冷卻後,塗上烤肉
醬,注意不要塗太多。

❻ 將已冷卻的洋蔥與彩椒平鋪於盤中。

❼ 擺上烤好的雞胸肉串,再灑上花生碎末。

❽ 佐以南瓜與小番茄、堅果類。

 CHEF SAYS 除了雞胸肉外,亦可將香菇或其他蔬菜插
在竹籤上,烤過後再食用,會更有風味。

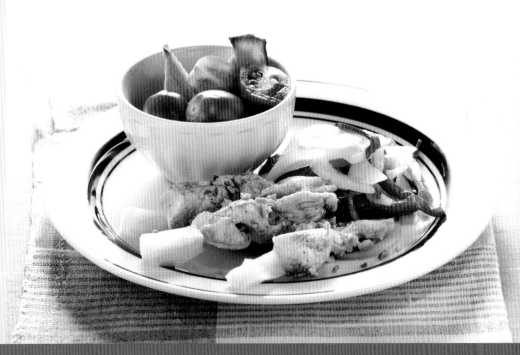

什蔬美顏雞肉

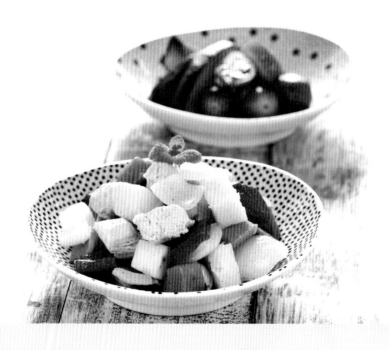

材料

雞胸肉100g、洋蔥50g、青椒20g、紅椒
10g、紅蘿蔔50g、馬鈴薯50g、蒜末5g、
蠔油5ml、黃椒10g、芝麻葉1～2片、南瓜
100g、小番茄80g
堅果類 ▶ 葡萄乾5g、核桃5g、杏仁5g

食材處理

❶雞胸肉洗淨後，斜切成7等分，煮熟備用。
❷紅蘿蔔與馬鈴薯去皮後，分別切成2～2.5公
　分的方塊。
❸洋蔥、彩椒都切成2～2.5公分的正方形。
❹芝麻葉切成長寬1.5公分的正方形。

作法

❶去除南瓜的種子，置於攝氏150度的烤箱
　中，烘烤10分鐘。
❷在平底鍋內倒入約1公升的水，再將馬鈴薯
　與紅蘿蔔放入鍋中煮。
❸待馬鈴薯與紅蘿蔔煮熟後，再放入洋蔥、
　紅椒、青椒一起煮。
❹蔬菜快熟前，倒乾鍋內的水，加入雞胸肉
　拌炒。
❺待雞胸肉與蔬菜拌炒均勻後，放入蠔油調
　味，再放入芝麻葉，稍微拌炒後關火。
❻料理盛盤後佐以南瓜與小番茄、堅果類。

 建議先將馬鈴薯與紅蘿蔔水煮15分鐘，
至8分熟狀態，料理時可縮短等待時間。

抗氧化雞肉捲

391 kcal

 材料

雞胸肉100g、萵苣30g、菊苣30g、紫甘藍10g、小番茄50g、當季水果100g、市售洋蔥醬20g、8吋墨西哥餅皮1張
堅果類 ▶ 腰果15g、葵花子10g、蔓越莓7g

 食材處理

❶ 將蔬菜切成0.4公分厚的薄片,洗淨備用。
❷ 墨西哥餅皮先稍微烤過備用。

 作法

❶ 將雞胸肉洗淨後,灑上鹽巴、胡椒粉、蒜頭,置於攝氏150度的烤箱中,烘烤15分鐘,再切成4等分。
❷ 將蔬菜放在墨西哥餅皮上,塗上洋蔥醬。
❸ 接著再將雞胸肉放在洋蔥醬上,蓋上一層蔬菜,如壽司般捲起,斜切成兩半。
❹ 最後再搭配堅果類食用。

CHEF SAYS 用不完的墨西哥餅皮可放入密封袋內,置於冰箱冷凍庫,延長保存時間。

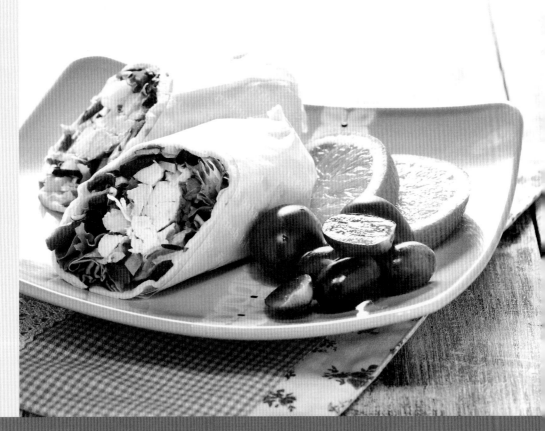

Side Recipe

16道

健康
雞肉輕食
飽足

這裡的輕食是用牛肉、鮪魚、海鮮、大豆、豆腐、雞蛋等，各類高蛋白食材所設計的餐點，讓你在吃膩雞胸肉時，可以有更多的選擇。比起以雞胸肉為主的餐點，輕食可以讓你品嚐豐富的滋味，補充營養，並滿足視覺上的享受。

輕纖鮪魚沙拉

材料

罐頭鮪魚塊100g、當季水果150g
生菜沙拉▶萵苣50g、菊苣20g、皺葉芥菜5g、
紅葉芥菜10g、甜菜葉5g、紫色彩葉甘藍
2.5g、白色彩葉甘藍2.5g、比利時小白菜
2g、檸檬1g
堅果類▶腰果15g、葵花子10g、蔓越莓7g

食材處理

1. 生菜切成適合入口的大小，洗淨備用。
2. 準備6~8顆的鮪魚塊，去油備用。

作法

1. 把鮪魚塊與生菜盛入盤中，加以擺飾。
2. 將2顆剖半的小番茄放入盤中，切幾片檸檬薄片裝飾。
3. 搭配堅果類、當季水果一起食用。

 請特別注意，使用鮪魚罐頭代替新鮮鮪魚塊時，要記得去除油脂，但不用處理得太乾，以免留下腥味。

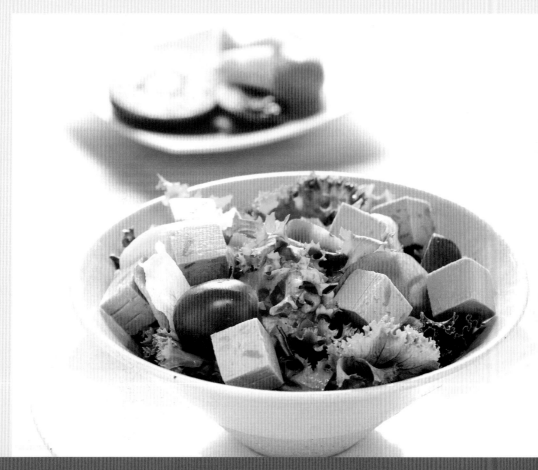

低脂鮮蝦沙拉 320 kcal

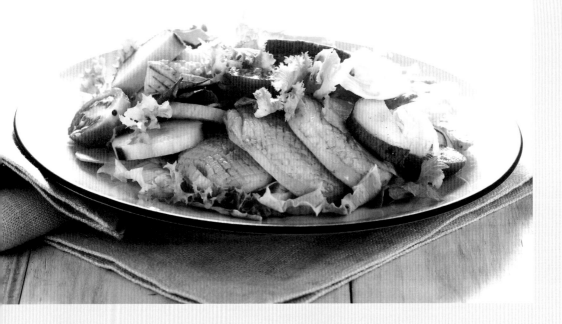

材料

地瓜80g、當季水果70g、辣椒醬5ml
海鮮類 ▶ 白蝦3尾、干貝4顆、魷魚40g（1/4隻）
生菜 ▶ 綜合蔬菜（任選）45g、紅蘿蔔10g、萵苣15g、高麗菜20g、紫甘藍10g
堅果類 ▶ 葡萄乾5g、核桃5g、杏仁5g

食材處理

1. 白蝦去除頭、外殼及內臟。
2. 干貝切半，一次使用不超過4顆。
3. 魷魚去除表面黏膜後，切成4×5公分。
4. 生菜切成適當大小後洗淨瀝乾，小番茄洗淨備用。

作法

1. 將處理好的蝦子、魷魚、干貝塗上辣椒醬，放入烤箱中烤熟。
2. 把地瓜切成每塊80g左右的分量，蒸熟後置於攝氏150度的烤箱中，烘烤5分鐘。
3. 將生菜盛盤，擺上白蝦、干貝及魷魚。
4. 接著再於盤緣擺上地瓜與堅果類。

CHEF SAYS 蝦子的種類有許多，建議可使用市售的新鮮無毒白蝦，適合烤、煮、蒸多種料理方式，營養又美味。

什錦鮪魚炒飯

490 kcal

材料

鮪魚100g、青花菜20g、白米30g、糙米40g、洋蔥50g、紅蘿蔔20g、青椒20g、杏鮑菇30g、秀珍菇15g、辣椒醬10ml、當季水果150g、蒜末10g

堅果類 ▶ 葡萄乾5g、核桃5g、杏仁5g

食材處理

① 洋蔥、紅蘿蔔、青椒、杏鮑菇、秀珍菇切碎備用。
② 把糙米與白米混合煮熟。
③ 鮪魚以濾網過篩,把油脂去除乾淨。
④ 青花菜汆燙後備用。

作法

① 將蔬菜放入平底鍋內,再放入蒜末拌炒,以濾網瀝乾水分。
② 將瀝乾水分的蔬菜與去油後的鮪魚、糙米飯放入平底鍋內拌炒。
③ 放入辣椒醬,攪拌後靜置冷卻。
④ 將炒飯盛盤,佐以青花菜、當季水果、堅果類。

CHEF SAYS 鮪魚經過拌炒後會出油,再加上本身所含的油脂,油分不低,因此,為了利於減肥,建議盡量去除油脂後再食用。

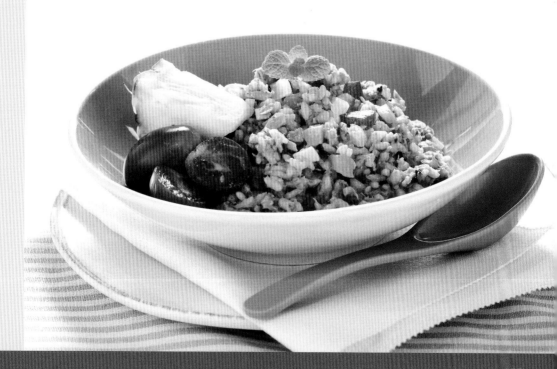

鮮蔬美肌牛肉絲

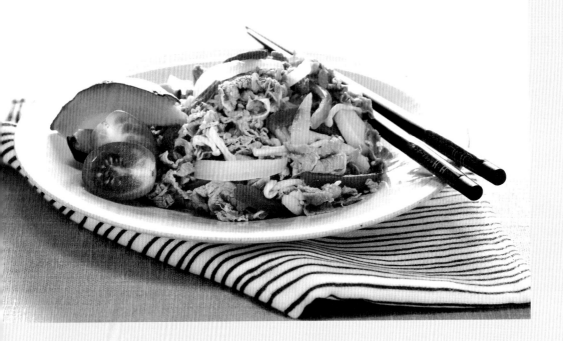

材料

牛肉100g、蒜末5g、料理酒5ml、胡椒粉2g、洋蔥50g、青椒20g、紅椒20g、杏鮑菇30g、姬菇15g、金針菇15g、紅蘿蔔20g、南瓜100g、小番茄80g

堅果類 ▶ 葡萄乾5g、核桃5g、杏仁5g

食材處理

1. 牛肉以蒜末、料理酒、胡椒粉醃漬。
2. 洋蔥、青椒、紅椒切成0.3公分厚的大小。
3. 杏鮑菇切半後，斜切成0.3公分厚的大小。
4. 切除姬菇與金針菇的底部備用。
5. 南瓜切成8等分，去除種子後洗淨備用。

作法

1. 將牛肉放入平底鍋內拌炒。
2. 牛肉快熟之前，把所有的蔬菜一起拌炒。
3. 在蔬菜快熟前，灑上少許胡椒粉。
4. 待拌炒均勻後，關火冷卻。
5. 把備好的南瓜置於攝氏150度的烤箱中，烘烤10分鐘。
6. 料理盛盤，佐以南瓜與小番茄、堅果類。

CHEF SAYS 建議選擇脂肪較少的牛肉，如：薦腰脊、肋脊、後臀等部位；另外，牛肉炒太久容易乾澀，最好快炒後就起鍋。

低脂山藥蛋沙拉 394 kcal

材料

雞蛋1顆、鵪鶉蛋8顆、山藥粉25g、小番茄50g

生菜沙拉 ▶ 綜合蔬菜（任選）45g、紅蘿蔔10g、萵苣15g、高麗菜20g、紫甘藍10g、彩椒20g

堅果類 ▶ 葡萄乾5g、核桃5g、杏仁5g

食材處理

❶ 雞蛋水煮後剝殼切半，去除蛋黃。
❷ 鵪鶉蛋水煮後剝殼，瀝乾水分。
❸ 生菜則切成適合入口的大小，用水淘洗數次，再瀝乾水分備用。

作法

❶ 把備好的生菜盛盤，周圍擺上小番茄。
❷ 蛋白、鵪鶉蛋與堅果類放入盤中。
❸ 將山藥粉融於水或牛奶中，泡成山藥汁或山藥牛奶，搭配沙拉食用。

CHEF SAYS 鵪鶉蛋可買煮好並已剝皮的成品，此外，由於生菜並未使用醬料，故可搭配其他食物一起吃。

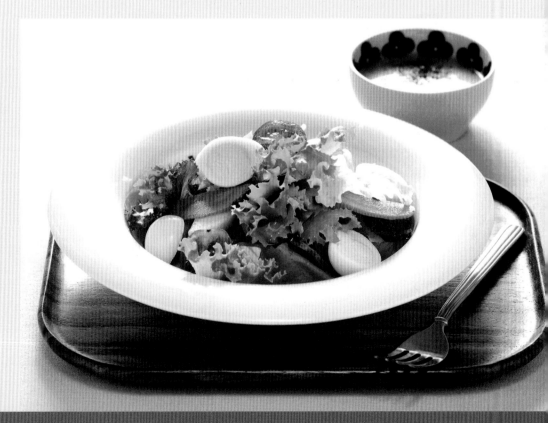

甜椒炒魷魚 337 kcal

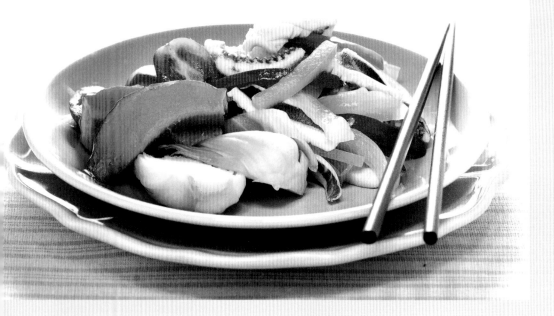

材料

魷魚100g、洋蔥50g、青椒20g、紅椒20g、
高麗菜30g、紅蘿蔔20g、黃椒20g、青江菜1
把、蠔油10g、南瓜100g、當季水果70g
堅果類 ▶ 葡萄乾5g、核桃5g、杏仁5g

食材處理

❶ 洋蔥、彩椒、高麗菜切成0.3公分厚。
❷ 青江菜切半備用。
❸ 紅蘿蔔切成0.2公分厚的半月形。
❹ 南瓜去除種子後洗淨，置於攝氏150度的烤
　箱中，烘烤10分鐘。

作法

❶ 將魷魚放入平底鍋內拌炒。
❷ 魷魚快熟之前，再放入蔬菜拌炒。
❸ 倒入蠔油，再放入青江菜拌炒，待青江菜
　軟化後關火。
❹ 盛盤後，佐以南瓜與當季水果、堅果類。

 CHEF SAYS　青江菜煮太久容易軟爛，口感會變差，也會破壞原有的營養素，因此，料理時要注意火候，炒到稍微軟化的狀態就起鍋，吃起來更香脆。

橙香涮牛肉 398 kcal

 材料

牛肉100g、蒜末5g、料理酒5ml、洋蔥10g、胡椒粉2g、青花菜40g、豆腐30g、紅蘿蔔15g、青江菜1顆、杏鮑菇30g、櫛瓜40g、橙醋醬15ml、檸檬5g、南瓜100g、小番茄80g

堅果類▶葡萄乾5g、核桃5g、杏仁5g

 食材處理

❶ 牛肉去除脂肪後洗淨，以蒜末、料理酒、洋蔥、胡椒粉醃漬。

❷ 青花菜汆燙後瀝乾水分。

❸ 把豆腐切半，以廚房紙巾去除水分；將青江菜切半備用。

❹ 杏鮑菇與紅蘿蔔切半；櫛瓜斜切後汆燙瀝乾備用。

❺ 檸檬切成小塊備用。

作法

❶ 將橙醋醬倒入碟子後擺上一小塊檸檬。

❷ 將醃漬好的牛肉汆燙。

❸ 把牛肉盛盤，放上杏鮑菇、紅蘿蔔、青花菜、青江菜、豆腐及櫛瓜，加以擺飾，再佐以南瓜與小番茄、堅果類。

 CHEF SAYS 如果不想吃冷的涮牛肉，可以再放入半塊蘿蔔、香菇5朵及海帶1條，煮成牛肉湯喝。

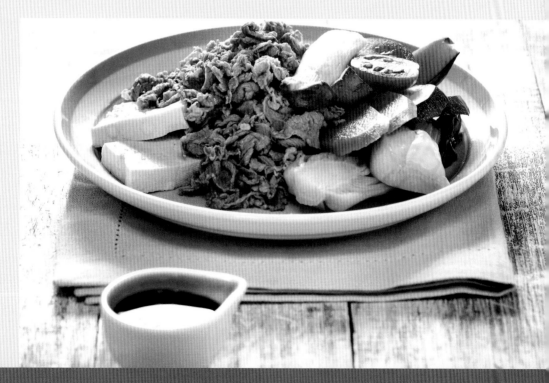

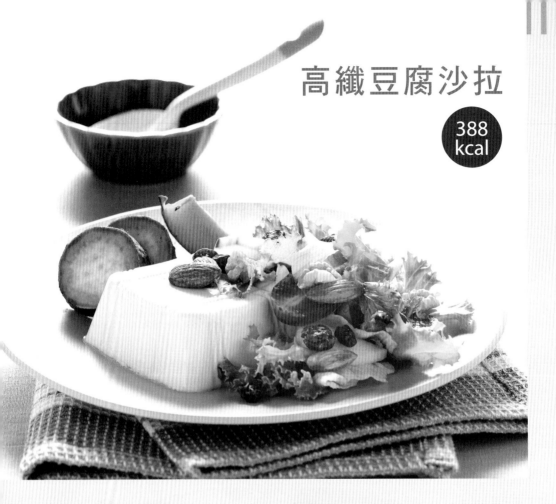

高纖豆腐沙拉

388 kcal

材料

豆腐150g、核桃7g、杏仁7g、葡萄乾15g、
地瓜80g、小番茄80g

生菜沙拉 ▶ 綜合蔬菜（任選）45g、紅蘿蔔
10g、萵苣15g、高麗菜20g、紫甘藍10g

食材處理

❶ 豆腐用滾水汆燙，再切成4～8等分，瀝乾
　水分。
❷ 生菜切成適合入口的大小。
❸ 地瓜洗淨後，切成每塊80g左右的分量。

作法

❶ 地瓜蒸熟後，置於攝氏150度的烤箱中，烘
　烤約15分鐘。
❷ 將生菜盛於盤中，加以擺飾。
❸ 把豆腐整齊放在生菜沙拉上。
❹ 在生菜沙周圍平均擺上地瓜與小番茄。
❺ 灑上核桃、杏仁、葡萄乾食用。

CHEF SAYS 堅果容易氧化潮濕，因此，若要準備
便當，請把堅果類分別放在不同的容
器中，要吃時再灑上。

三色豆美白沙拉 382 kcal

 材料

黃豆40g、豌豆30g、花豆30g、地瓜80g、小番茄80g

生菜 ▶ 綜合蔬菜（任選）45g、紅蘿蔔10g、萵苣15g、高麗菜20g、紫甘藍10g

堅果類 ▶ 葡萄乾5g、核桃5g、杏仁5g

 食材處理

❶ 各種豆類分別洗淨後，置於溫水中浸泡約2小時，分別煮熟後再瀝乾水分。

❷ 黃豆置於冷水中洗淨去皮，以濾網瀝乾水分後，與豌豆、花豆混合均勻備用。

❸ 生菜切成適當的大小，瀝乾後混合均勻。

作法

❶ 先把地瓜蒸熟，再置於攝氏150度的烤箱中，烘烤約15分鐘。

❷ 把生菜盛盤。

❸ 接著再佐以小番茄與地瓜、堅果類。

❹ 將備好的綜合豆類放在生菜上。

 CHEF SAYS

雖然有點麻煩，但是豆類最好分別煮熟。不同種類，煮熟的時間也不同，若將所有豆類一起煮，可能會導致某些豆類半生不熟或顏色改變，看起來會不美觀，降低食慾。

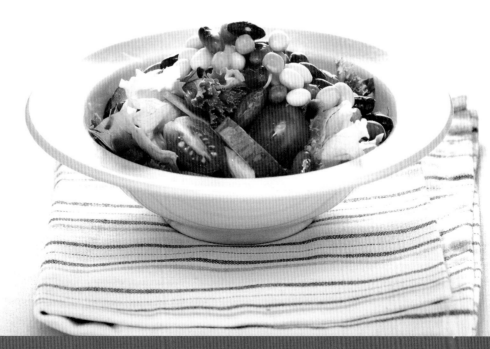

香蒜牛肉捲

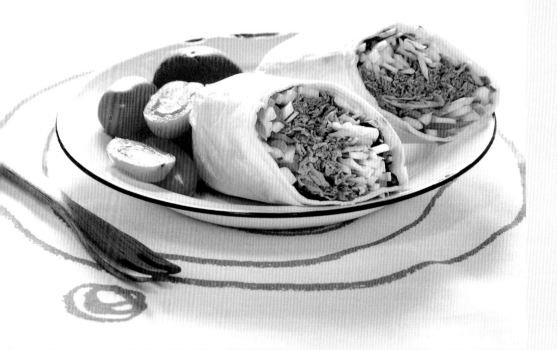

材料

牛肉100g、蒜末5g、料理酒5ml、胡椒粉
2g、8吋墨西哥餅皮1張、洋蔥20g、紫甘藍
20g、高麗菜20g、紅蘿蔔20g、芥末醬5ml、
當季水果70g、小番茄80g
堅果類 ▶ 葡萄乾5g、核桃5g、杏仁5g

食材處理

1. 牛肉去除脂肪後洗淨，以蒜末、料理酒、
   胡椒粉醃漬30分鐘以上。
2. 洋蔥與紅蘿蔔切成0.3公分厚的細絲。
3. 把紫甘藍與高麗菜切成0.3公分厚的細絲，
   混合均勻。
4. 當季水果與小番茄洗淨後，瀝乾水分。

作法

1. 將醃漬好的牛肉放入水中汆燙10～12秒。
2. 先於桌上鋪一層保鮮膜，放上墨西哥餅皮，
   再將洋蔥絲與紅蘿蔔絲置於墨西哥餅皮上。
3. 把少許的芥末醬淋在洋蔥絲與紅蘿蔔絲
   上，再放上牛肉。
4. 在牛肉上面鋪上紫甘藍與高麗菜後捲起。
5. 用保鮮膜將餅皮捲起後，斜切成兩半。
6. 佐以當季水果與小番茄、堅果類。

 CHEF SAYS 如果不喜歡芥末醬，可以在炒牛肉時，加入
少許蠔油、胡椒粉、芝麻油拌炒。不過，蠔
油的鹽分含量高，要少量使用。

青檸鮮蝦沙拉 379 kcal

 材料

蝦子100g、檸檬10g、當季水果100g、小番茄50g

生菜沙拉 ▶ 萵苣50g、菊苣20g、皺葉芥菜5g、紅葉芥菜10g、甜菜葉5g、紫色彩葉甘藍2.5g、白色彩葉甘藍2.5g、比利時小白菜2g

堅果類 ▶ 杏仁15g、葵花子10g、蔓越莓7g

 食材處理

❶ 蔬菜切成適合入口的大小，洗淨備用。
❷ 水果切成適合入口的大小備用。
❸ 檸檬切成1/4的薄片。

 作法

❶ 將蝦子放入沸水中汆燙。
❷ 將生菜盛入碗內，再放入蝦子與檸檬。
❸ 灑上杏仁、葵花子、蔓越莓一起食用。

 CHEF SAYS 汆燙蝦子時，放入一片檸檬與生菜葉，可以去除蝦子的腥味。

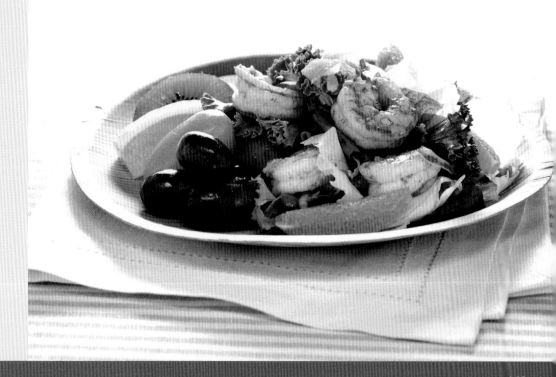

高纖百菇沙拉

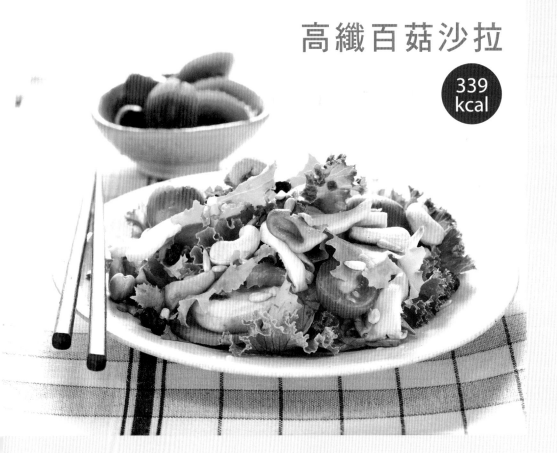

339 kcal

材料

蘑菇30g、秀珍菇70g、杏鮑菇50g、當季水果150g、橄欖油少許

生菜沙拉 ▶ 萵苣50g、菊苣20g、皺葉芥菜5g、紅葉芥菜10g、甜菜葉5g、紫色彩葉甘藍2.5g、白色彩葉甘藍2.5g、比利時小白菜2g

堅果類 ▶ 杏仁片5g、腰果15g、葵花子10g、藍莓7g

食材處理

❶ 菇類切成適當的大小備用。
❷ 生菜切成適合入口的大小，洗淨備用。
❸ 水果切成適當的大小備用。

作法

❶ 將菇類以鹽、胡椒粉調味，再倒入橄欖油，置於攝氏150度的烤箱中烤10分鐘。
❷ 把生菜與菇類盛盤，佐以水果、堅果類。

CHEF SAYS　由於每款烤箱的溫度都不同，如果溫度過高，容易使菇類變色，因此，烘烤時須以肉眼觀察菇類是否太乾，以及其顏色的變化，才不會燒焦。

鮪魚蛋沙拉 433 kcal

 材料

鮪魚60g、雞蛋40g、馬鈴薯30g、番茄40g、小番茄50g、當季水果100g

生菜沙拉 ▶ 萵苣25g、菊苣10g、皺葉芥菜2.5g、紅葉芥菜5g、甜菜葉2.5g、紫色彩葉甘藍1.5g、白色彩葉甘藍1.5g、比利時小白菜2g

堅果類 ▶ 核桃15g、葵花子10g、蔓越莓7g

 食材處理

❶ 以濾網過篩鮪魚，去除油脂。

❷ 將馬鈴薯去皮後，切成長寬2公分的大小。

❸ 把番茄切成瓣狀。

❹ 將生菜切成適合入口的大小，洗淨備用。

❺ 把水果切成適當的大小備用。

 作法

❶ 將雞蛋水煮後切半。

❷ 把馬鈴薯蒸熟後，靜置冷卻。

❸ 將備好的水果與蔬菜混合後盛盤。

❹ 接著在盤上依序放上鮪魚、雞蛋、馬鈴薯、番茄，佐以堅果類。

 CHEF SAYS 雞蛋最好於沸水中煮約13分鐘，若超過15分鐘，蛋白將呈現暗綠色，請特別注意。

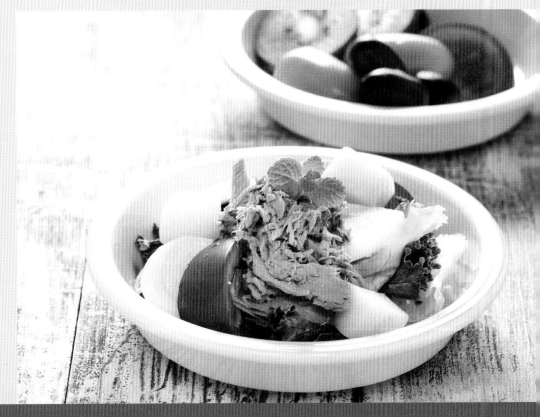

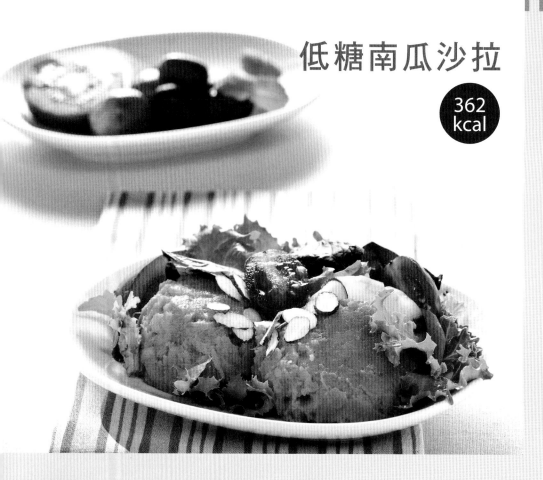

低糖南瓜沙拉

362 kcal

 材料

南瓜130g、小番茄50g、當季水果兩種100g

生菜沙拉 ▶ 萵苣50g、菊苣20g、皺葉芥菜5g、紅葉芥菜10g、甜菜葉5g、紫色彩葉甘藍2.5g、白色彩葉甘藍2.5g、比利時小白菜2g

堅果類 ▶ 杏仁片5g、核桃15g、葵花子10g、藍莓7g

 食材處理

❶南瓜去除種子後，放入蒸籠內蒸熟。
❷生菜切成適合入口的大小備用。

 作法

❶將蒸好的南瓜搗碎成泥，再挖出兩球冰淇淋杓大小的南瓜泥備用。
❷將生菜盛盤，放上兩球南瓜泥。
❸佐以堅果類、小番茄及水果。

 CHEF SAYS 夏天時，搗碎的生菜很容易變質，若加入沙拉醬一起食用，則須盡快吃完，最好只準備一次要吃的分量，以免剩下太多。

全麥火腿三明治 491 kcal

 材料

全麥吐司兩片、萵苣20g、洋蔥10g、火腿10g、番茄30g、橄欖油2g、當季水果3種150g、芥末醬10g

食材處理

1. 萵苣洗淨後撕開備用。
2. 將洋蔥切成薄片，泡水去除嗆辣的味道，再瀝乾水分。
3. 番茄從側面剖開，使其呈圓形。

作法

1. 將橄欖油倒入鍋內，把火腿稍微煎過。
2. 在吐司的一面塗上芥末醬。
3. 將萵苣、洋蔥、番茄、火腿等，依序放在吐司上。
4. 搭配腰果、葵花子、藍莓與當季水果一起食用。

 CHEF SAYS 將吐司稍微烤過再做成三明治，可增加酥脆感，但千萬不可以塗奶油，以免增加熱量。

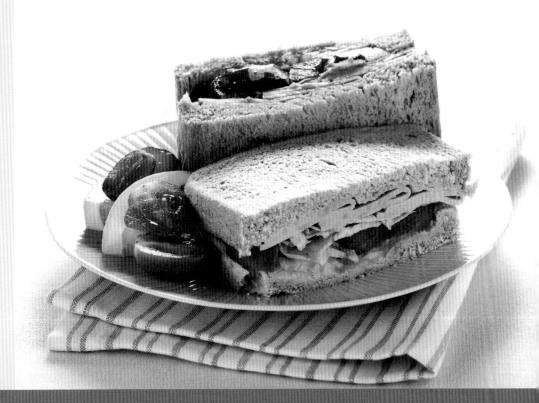

地瓜排毒沙拉 453 kcal

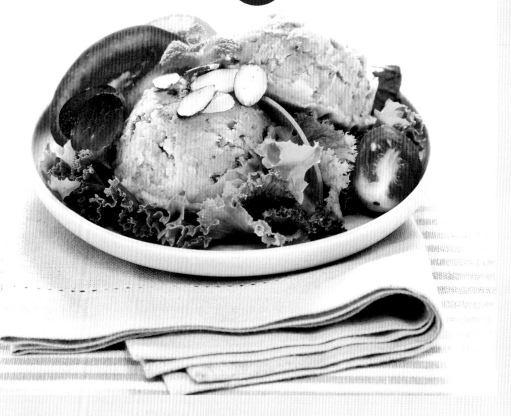

 材料

地瓜100g、番茄70g、當季水果100g、小
番茄50g
生菜沙拉 ▶ 萵苣50g、菊苣20g、皺葉芥菜5g、
紅葉芥菜10g、甜菜葉5g、紫色彩葉甘藍
2.5g、白色彩葉甘藍2.5g、比利時小白菜2g
堅果類 ▶ 杏仁片5g

 **食材
處理**

❶地瓜去皮後蒸熟。
❷生菜切成適合入口的大小，洗淨備用。

 作法

❶把蒸好的地瓜搗成泥狀，挖出兩球冰淇淋
杓大小的地瓜泥備用。
❷將生菜盛盤，放上兩球南瓜泥，以杏仁片
裝飾。
❸灑上核桃、葵花子、蔓越莓。
❹佐以小番茄、當季水果。

**CHEF
SAYS** 地瓜蒸好後，會變得不易去皮，因
此，建議去皮後再蒸熟，較方便料
理。

Diet Soup

滋補
瘦身粥
元氣

9 道

習慣吃白飯、喝湯的人，一旦開始吃不加醬料的生菜或乾澀的雞胸肉，勢必會相當辛苦。「瘦身粥」可以減緩突然改變飲食習慣而產生的抗拒感，幫助減肥的人更輕鬆地適應減肥餐。這些粥品都是將鈉含量降到最低，以攝取蛋白質為主，有助於養成健康的飲食習慣。偶爾想吃米飯或喝湯時，這些美味的粥將可一解口腹之慾。

燕麥雞肉粥 363 kcal

 材料

雞胸肉90g、燕麥片（或大麥粉）52g、
黑芝麻6.5g、水350ml

 CHEF SAYS 若不方便將燕麥片浸泡後再放入果汁機內打碎，利用大麥粉代替也可以。

 食材處理

❶ 雞胸肉洗淨，切成長寬1公分的大小。

❷ 黑芝麻放入果汁機內打碎。

❸ 燕麥片浸泡後，放入果汁機內打碎備用。

❹ 用沸水汆燙雞胸肉。

❺ 將備好的燕麥片與雞胸肉放入汆燙雞胸肉的水中，煮到濃稠度適中即可。

❻ 接著，放入黑芝麻、鹽，煮到雞胸肉完全熟透後關火。

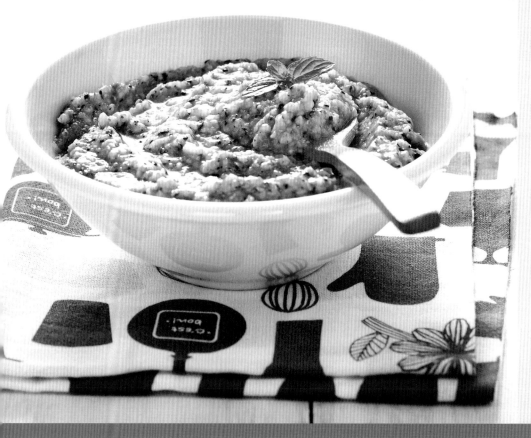

南瓜雞肉粥 262 kcal

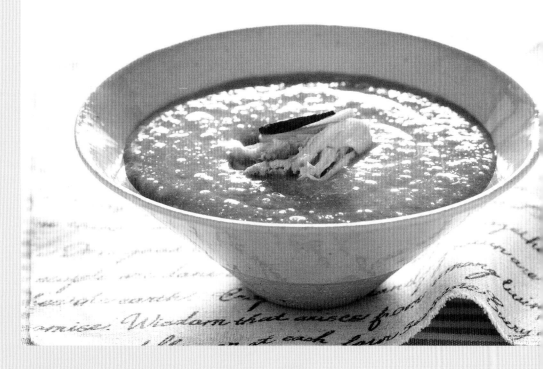

 材料

雞胸肉90g、南瓜52g、糙米52g、水350ml

 食材處理

❶ 將雞胸肉洗淨後,放入果汁機內打碎。

❷ 去除南瓜的外皮與種子後,放入蒸籠內蒸熟,再以果汁機打碎備用。

❸ 將糙米浸泡後,放入果汁機內稍微打碎。

❹ 把雞胸肉放入平底鍋內拌炒。

❺ 將炒過的雞胸肉與南瓜、糙米一起拌炒,接著加水倒入鍋中燉煮。

❻ 沸騰後轉小火,煮到濃稠度適中為止。

 CHEF SAYS 雖然南瓜也可以連皮一起吃,不過去除外皮後,會呈現美麗的色彩,還能品嚐更柔軟的口感。

彩椒雞肉粥 259 kcal

材料

雞胸肉90g、洋蔥26g、南瓜26g、
紅蘿蔔26g、彩椒13g、糙米26g、
白米26g、水350ml、胡椒粉0.6g

CHEF SAYS　煮好粥後，可滴上一滴芝麻油，去除雞
肉的腥味，使粥變得更加美味。

食材
處理

① 把雞胸肉處理後，放入果汁機內打碎。
② 將蔬菜切碎。
③ 浸泡糙米與白米後，放入果汁機內打碎。
④ 將雞胸肉放入平底鍋內拌炒。
⑤ 再將炒過的雞胸肉與蔬菜末一起拌炒。
⑥ 將糙米與白米放入水中煮。
⑦ 當米膨脹之後，放入雞胸肉與備好的蔬
　 菜，煮到適中的濃稠度為止。

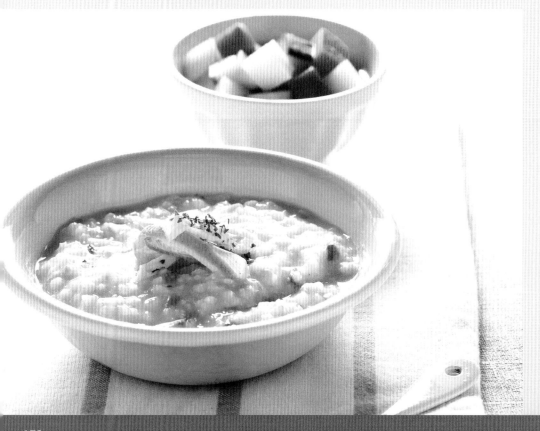

什錦鮮雞湯 354 kcal

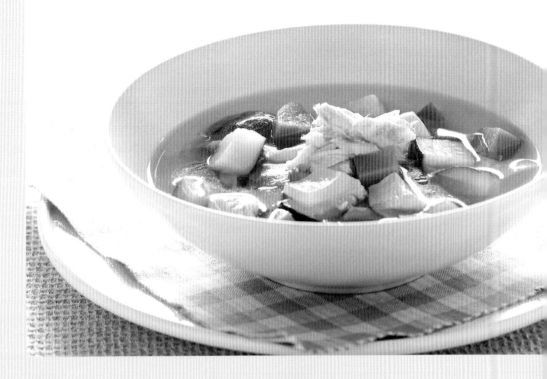

材料

雞胸肉100g、洋蔥26g、南瓜39g、紅蘿蔔39g、高湯350ml

高湯食材 ▶ 海帶1條、蘿蔔1/5條、柴魚片2g、胡椒粉0.6g

高湯製作

❶ 以冷水浸泡海帶，放入蘿蔔一起燉煮，5分鐘後撈起海帶。

❷ 當蘿蔔熟透後，關火放入柴魚片，經過10分鐘再以濾網過篩。

食材處理

❶ 雞胸肉洗乾淨後，切成長寬1公分的方塊。

❷ 將洋蔥、南瓜、紅蘿蔔切成長寬1公分的正方形。

❸ 以沸水將雞胸肉煮熟。

❹ 將雞胸肉、洋蔥、南瓜、紅蘿蔔、胡椒粉放入備好的高湯裡，待蔬菜熟後關火。

❺ 盛入大小適合的碗中。

 CHEF SAYS 關火後2～3分鐘內，就要將柴魚片撈起，若放在鍋中太久，高湯的顏色將會變濁、味道也會不鮮甜。

地瓜雞肉粥 343 kcal

 材料

雞胸肉90g、地瓜90g、糙米51.6g、水350ml

 CHEF SAYS
煮粥時,選用紅心地瓜比黃金地瓜更理想,因為前者的水分含量較高,鬆軟中帶點粉泥的口感,甜度高、β 胡蘿蔔素含量也高,也可使粥的口感更滑順。

作法

❶ 將雞胸肉洗淨後,切成長寬1公分的大小。
❷ 把地瓜削皮,蒸熟後放入果汁機內打碎。
❸ 糙米浸泡後,放入果汁機內稍微打碎。
❹ 將雞胸肉放入沸水中氽燙約2分鐘(直到雞胸肉表面變白為止)。
❺ 將糙米放入鍋中煮一段時間,再放入水與打碎的地瓜一起煮。
❻ 煮8分鐘後,放入雞胸肉以小火燉煮。
❼ 煮到適中的濃稠度後,關火盛碗。

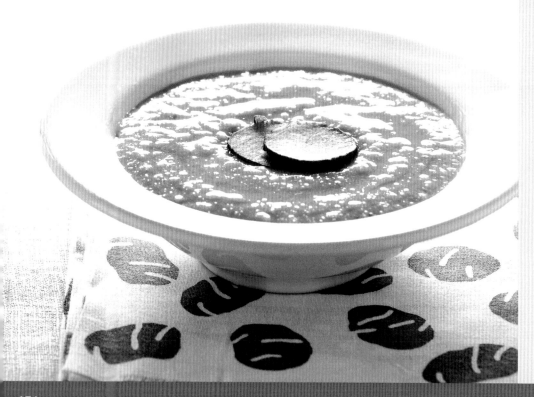

番茄雞肉湯 239 kcal

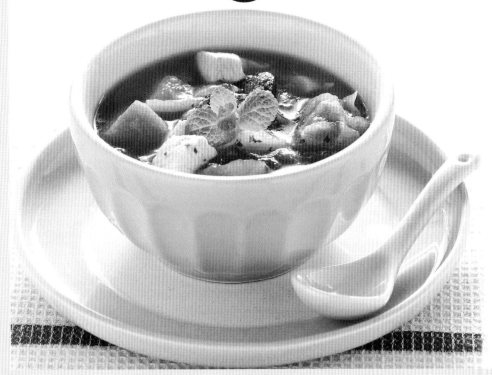

材料

雞胸肉100g、番茄129g、洋蔥26g、
高麗菜26g、紅蘿蔔10g、彩椒10g、
奧勒岡葉0.6g、羅勒葉0.6g、
胡椒粉0.6g、水350ml

CHEF SAYS 使用任何蔬菜都沒有關係，不妨使用冰
箱中未吃的蔬菜，煮一碗美味的粥吧！

作法

❶ 在番茄上劃十字，放入沸水中汆燙。

❷ 番茄去皮後，放入水中冷卻，再切成長寬1
公分的正方形。

❸ 洋蔥、高麗菜、紅蘿蔔、彩椒同樣切成長
寬1公分的正方形。

❹ 雞胸肉洗淨後，切成長寬高各1公分。

❺ 將雞胸肉用水煮熟，再放入番茄、洋蔥、
高麗菜、彩椒、紅蘿蔔，轉中火煮熟。

❻ 關火後，再放入奧勒岡葉、羅勒葉、胡椒
粉，攪拌均勻後盛盤。

香菇牛肉粥
276 kcal

材料

牛肉90g、糙米51.6g、香菇51.6g、洋蔥20g、紅蘿蔔26g、水350ml、胡椒粉0.6g

CHEF SAYS 煮粥時，火候的控制非常重要，不能讓粥黏在鍋子底部，也不可使鍋子燒焦。與其使用中火，不如先使用大火，再慢慢把火轉小，效果會更好。

作法

❶ 將牛肉放入果汁機內打碎備用。
❷ 將香菇、洋蔥、紅蘿蔔切碎。
❸ 把糙米浸泡後，放入果汁機內稍微打碎。
❹ 將牛肉與蔬菜末、香菇末、胡椒粉拌炒。
❺ 將糙米放入水中，煮到適當的濃稠度。
❻ 接著再放入牛肉與炒蔬菜、香菇燉煮，不斷攪拌直至所有食材都煮熟為止。

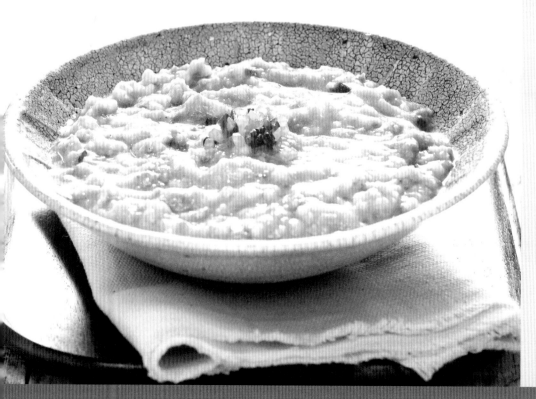

蟹肉鮮濃湯 242 kcal

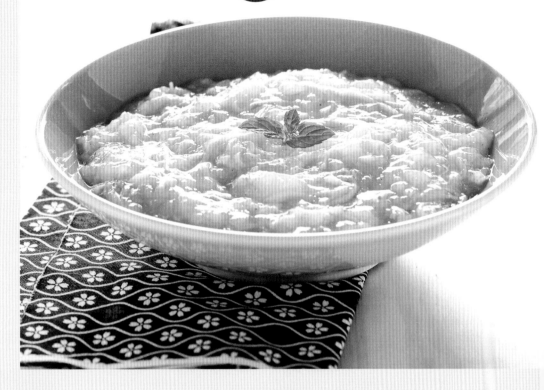

 材料

蟹肉90g、蛋白90g、太白粉6g、金針菇
13g、蔥6g、高湯350ml
高湯用材料 ▶ 海帶1條、蘿蔔1/5條
堅果類 ▶ 葡萄乾、核桃、杏仁

 高湯製作

❶ 將蘿蔔、海帶放入冷水中熬煮。
❷ 煮5分鐘後撈出海帶，繼續煮到蘿蔔熟透。

 作法

❶ 將蟹肉搗碎。
❷ 取出雞蛋，只取出蛋白備用。
❸ 把金針菇切成1公分長，蔥切成長段。
❹ 將備好的高湯加熱，煮沸後放入蟹肉，再放入金針菇與太白粉勾芡。
❺ 轉小火後，放入蛋白繼續燉煮。
❻ 煮至適當的濃稠度後，佐以堅果類。

 CHEF SAYS　放入太白粉時，請緩緩倒入勾芡。若一次倒入太多太白粉，會像年糕一樣凝結在一起。

鮪魚糙米粥 322 kcal

 材料

罐頭鮪魚塊30g、紅蘿蔔26g、洋蔥26g、
彩椒13g、南瓜13g、糙米51.6g、水350ml、
胡椒粉0.6g

作法

① 先將鮪魚以濾網過篩,將油脂去除乾淨。
② 把蔬菜切碎。
③ 糙米浸泡後,放入果汁機內稍微打碎。
④ 將糙米放入水中熬煮,直到適當的濃稠度
後,再放入蔬菜與鮪魚一起煮。
⑤ 當濃稠度恰到好處時就關火。
⑥ 最後再佐以堅果類。

 CHEF SAYS 先將米或糙米、五穀雜糧浸泡後再使用,
可減少煮粥的時間,口感也會更滑順。

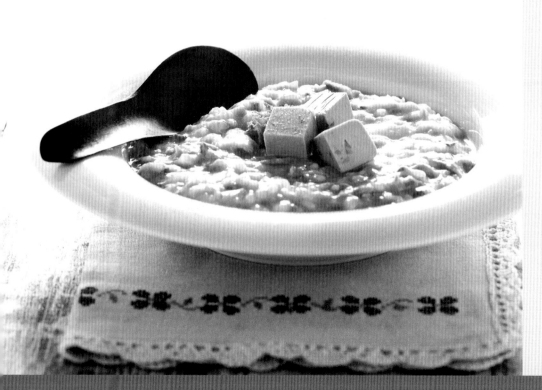

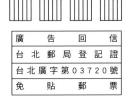

廣　告　回　信
台　北　郵　局　登　記　證
台北廣字第03720號
免　貼　郵　票

采實文化 ACME PUBLISHING 采實文化事業有限公司

116台北市文山區羅斯福路五段158號7樓
采實文化讀者服務部 收
讀者服務專線：02-2932-6098

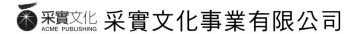

驚人の1天4餐 雞肉減肥法

金漢洙◎著
林侑毅◎譯

餐餐正常吃，2週瘦8公斤，不節食、不忌口，不必挨餓也會瘦！

24招燃脂瘦肚操 x 52道快瘦美味雞肉餐 ＝ 永不復胖

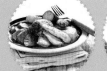

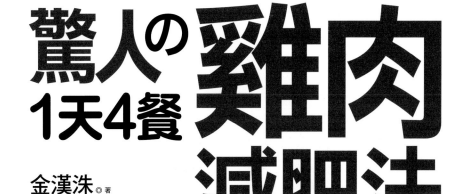

系列：愛美麗16

書名：**驚人的1天4餐雞肉減肥法**

餐餐正常吃，2週瘦8公斤，不節食、不忌口，不必挨餓也會瘦！

讀者資料（本資料只供出版社內部建檔及寄送必要書訊使用）：

1. 姓名：

2. 性別：□男　□女

3. 出生年月日：民國　　　年　　　月　　　日（年齡：　　　歲）

4. 教育程度：□大學以上　□大學　□專科　□高中（職）　□國中　□國小以下（含國小）

5. 聯絡地址：

6. 聯絡電話：

7. 電子郵件信箱：

8. 是否願意收到出版物相關資料：□願意　□不願意

購書資訊：

1. 您在哪裡購買本書？□金石堂（含金石堂網路書店）　□誠品　□何嘉仁　□博客來
　　□墊腳石　□其他：＿＿＿＿＿＿＿＿＿＿＿＿（請寫書店名稱）

2. 購買本書日期是？＿＿＿＿年＿＿＿＿月＿＿＿＿日

3. 您從哪裡得到這本書的相關訊息？□報紙廣告　□雜誌　□電視　□廣播　□親朋好友告知
　　□逛書店看到　□別人送的　□網路上看到

4. 什麼原因讓你購買本書？□喜歡作者　□注重健康　□被書名吸引才買的　□封面吸引人
　　□內容好，想買回去做做看　□其他：＿＿＿＿＿＿＿＿＿＿＿＿＿＿＿（請寫原因）

5. 看過書以後，您覺得本書的內容：□很好　□普通　□差強人意　□應再加強　□不夠充實
　　□很差　□令人失望

6. 對這本書的整體包裝設計，您覺得：□都很好　□封面吸引人，但內頁編排有待加強
　　□封面不夠吸引人，內頁編排很棒　□封面和內頁編排都有待加強　□封面和內頁編排都很差

寫下您對本書及出版社的建議：

1. 您最喜歡本書的特點：□圖片精美　□實用簡單　□包裝設計　□內容充實

2. 關於美容瘦身的訊息，您還想知道的有哪些？

3. 您最喜歡本書中的哪一個單元？原因是？

4. 未來，您還希望我們出版什麼方面的書籍？

I Beauty
愛美麗　愛美麗系列016

驚人的1天4餐雞肉減肥法

餐餐正常吃，2週瘦8公斤，不節食、不忌口，不必挨餓也會瘦！

닭가슴살 다이어트 : 4주간의 폭풍감량 다이어트 식단

作　　者	金漢洙
譯　　者	林侑毅
出版發行	采實文化事業有限公司
	116台北市文山區羅斯福路五段158號7樓
	電話：02-2932-6098
	傳真：02-2932-6097
電子信箱	acme@acmebook.com.tw
采實官網	http://www.acmestore.com.tw/
采實文化粉絲團	f http://www.facebook.com/acmebook

總編輯	吳翠萍
主　編	陳永芬
執行編輯	姜又寧
業務經理	張純鐘
業務專員	邱清暉・李韶婉
行銷組長	蔡靜恩
行政會計	江芝芸・陳姵如
封面設計	張天薪
版型設計	我我設計工作室 wowo.design@gmail.com
內文排版	菩薩蠻數位文化有限公司
製版・印刷・裝訂	中茂・明和
法律顧問	第一國際法律事務所 余淑杏律師

ISBN	978-986-6228-67-4
定　價	320元
初版一刷	2013年4月25日
劃撥帳號	50148859
劃撥戶名	采實文化事業有限公司

國家圖書館出版品預行編目資料

驚人的1天4餐雞肉減肥法：
餐餐正常吃，2週瘦8公斤，不節食、不忌口，不必挨餓也會瘦！
金漢洙原作；林侑毅譯. - - 初版. - - 臺北市：采實文化，民102.04
面；　公分. -- （愛美麗系列；16）譯自：닭가슴살 다이어트 : 4주
간의 폭풍감량 다이어트 식단

ISBN　978-986-6228-67-4（平裝）

1.減重　2.運動健康

411.94　　　　　　　　　　　　　　102004041

BOOK TITLE：닭가슴살 다이어트
Copyright © 2011 by Login Book & kim, han soo
All rights reserved.
Original Korean edition was published by Login Book
Complex Chinese(Mandarin) Translation Copyright© 2013 by ACME Publishing Ltd
Complex Chinese(Mandarin) translation rights arranged with Login Book through AnyCraft-HUB Corp., Seoul, Korea & M.J AGENCY

采實文化　暢銷新書強力推薦

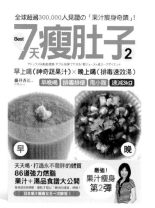

最強！果汁瘦身第2彈！
早上喝果汁，晚上喝湯！

天天喝，速減3公斤！

藤井香江◎著／許慧貞◎譯

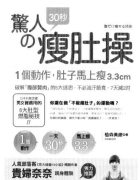

1個動作，肚子馬上瘦3.3cm！
每天30秒，7天減2吋！

不必流汗節食，肚子就能瘦下來！

植森美緒◎著／游韻馨◎譯

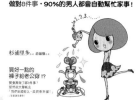

做對8件事，90%的男人
都會自動幫忙做家事！

這樣相處，結婚越久越幸福。

杉浦里多◎著 / 游韻馨◎譯

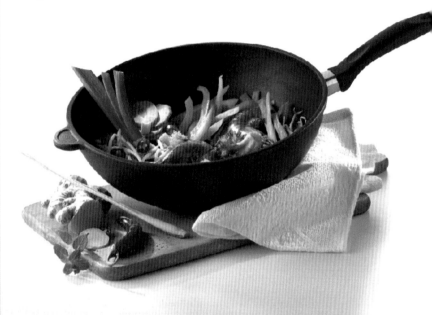
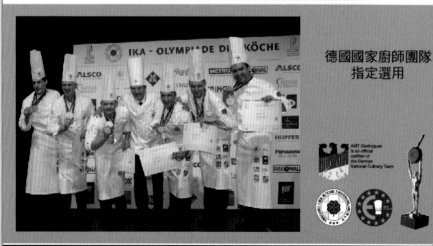